# うんちはすごい

加藤 篤

イースト新書Q
Q051

# はじめまして

加藤篤と申します。

私はＮＰＯ法人日本トイレ研究所に所属しており、日々、トイレ・排泄をとおして社会がより良い方向へ変わっていくことを目指して活動しています。

いきなりそんなことを言われても？？？……ですよね（笑）。

もう少し具体的に説明します。

例えば、「子どもたちが元気よく学校生活を送れるようにトイレ環境を改善する」「災害時に被災者の健康を守るためにトイレ・衛生環境を改善する」「誰もが安心して外出できるように街なかのトイレ環境を改善する」など、社会が抱える課題に対して『トイレ・排泄』という切り口で分野や業界を越えて連携しながら取り組んでいます。

『トイレ・排泄』を切り口にすることの良さは、全員が関係者ということです。

しかも『トイレ・排泄』は毎日のことなので、すべての人がある意味専門家です。年代や性別、文化、国籍を越えて様々な人が同じテーブルについたとしても、みんな何かしら発言できるのです。これって、とても素敵なことじゃありませんか。

大学教授と小学生が同じテーマで話し合えるんです！

このような活動を進める中で、私はずっと気になっていることがありました。

それは、子どもたちにうんちのマイナスイメージが脈々と受け継がれてしまっていることです。このマイナスイメージのせいで、うんちをすることを恥ずかしいことだと思ったり、うんちを我慢してしまったりということが起きています。

これはとても不幸なことです。


ここで1つエピソードを紹介します。

東北のある小学校でうんちの大切さを伝える授業をしたときのことです。

いつものように、うんちの大切さ、うんちのできる仕組み、いいうんちに必要な食べものなどを、満面の笑みでムチャクチャ楽しそうに話しまくりました。

期待どおり子どもたちは喜んでくれましたし、うんちのマイナスイメージをいくらか払しょくできたという手応えも感じました。

授業を終えて、さあ帰ろうと思ったそのときです。

2人の児童が駆け寄ってきて、私の体に寄り添うようにそっとしがみつきました。

しかも、何も言わずそのままです。

子どもたちは次の授業もあります。ずっとこうしているわけにはいきません。

担任の先生が無理やり私から彼らを離しました。

不思議に思った私は、彼らのことを先生に聞いてみると、実はあの2人、以前にうんちを漏らしてしまい、パニックになったことがあったようなのです。

そのことを彼ら自身もうまく受け入れることができず、ふさぎ込んでいたそうです。

東京に帰り、しばらくたったある日のこと、担任の先生から連絡をいただきました。

なんと、彼らはうんちを漏らしたことを受け入れることができ、明るく学校生活を送れるようになったそうです。


これって、大人がうんちを肯定し、うんちを魅力的に語り、うんちのすごさを伝えることで、子どもの意識が変わる可能性があるということですよね！

こうなったらやるしかありません。

「うんちはすごいぞ！」「うんちをするのはいいことだ！」という文化をつくればいいのです。

えっ？　と思ったかもしれませんが、いたって大マジメです。

私たちのほとんどは、うんちやおしっこ、そしてトイレのことを学ばずに大人になるって知っていましたか？

1日に何度もトイレにお世話になるにもかかわらず、私たちはうんちから何も学んでいません。

うんちは身体の状態を教えてくれる、最もわかりやすいサインなのに、そこから何も読み取らないままスルーしてしまっています。

しかも、トイレって密室ですよね。だから、他人がどのように用を足しているかなんて見る機会もなければ、そのことについて話す機会もなかなかありません。だから、なんとなく、こういうことだろうという思い込みでやっていると思います。

もしかしたら、自分だけ、特殊なやり方をしているかもしれませんよ（笑）。

こんなに大切なことなのにちゃんと学んでいない。

そうであれば、『うんち』の大切さを正しく伝えたい。

できれば魅力的に伝えたい。

うんちを知ることはよりよく生きるうえで最低条件だ！

うんちのことを知れば知るほど、人生が豊かになる！

うんちのことを知らないなんて、人生の半分くらい損している！

こんな意気込みで、うんちに関わるすごい情報をお届けしたいと思います。

うんちそのもの、そしてうんちまわりの様々なことを調べ、「これってすごいんだよ！」と伝えたい。

そうです、驚きです！

うんちのすごさを、学校の朝礼で校長先生から全校児童に伝えてもらいたいし、会社の朝礼で社長にも話してもらいたい、市町村長の所信表明でも触れてもらいたい。

あちこちで伝えてもらい、トイレ・排泄文化をアップデートしたいのです。


今、国際的にはアジアを中心にトイレが注目されています。

なぜかというと、トイレという衛生的な環境が整ってこそ、生産力、観光力、健康力が付くと考えられているからです。また、公共トイレに関しては、街角の小さな存在でありながら、国際イメージに関わる影響力を有します。つまり、大切な文化の1つなのです。そんな中、日本の清潔なトイレ文化に関心が寄せられています。モノをつくることはできても、それを維持して改善し続けることは容易ではありません。そのヒントが日本にあると考えられています。

これはとてもありがたいことです。

そうであれば、トイレ・排泄は大切だという世界観と清潔さを維持する仕組みをセットにして輸出したいところです。そのためにも、うんちのすごさ、トイレのすごさに目を向け、必要に応じて文化をアップデートすることが必要なのです。

本書では、うんちの実態、テクノロジー、社会、医療、災害まで、幅広い分野を対象にしています。ですが、どれもトイレやうんちの話ですのでとても身近なことに感じていただけると思います。

本書をとおして、ひとりでも多くの人がうんちやトイレに興味を持ち、さらにうんちのすごさについて気軽に話題にしてくれたら、とてもうれしく思います。

それでは、うんちの話にお付き合いください。

# うんちはすごい　目次

## 第3章 社会の中のうんち

## 第6章 災害時のうんち

# 第1章

# うんちの実態

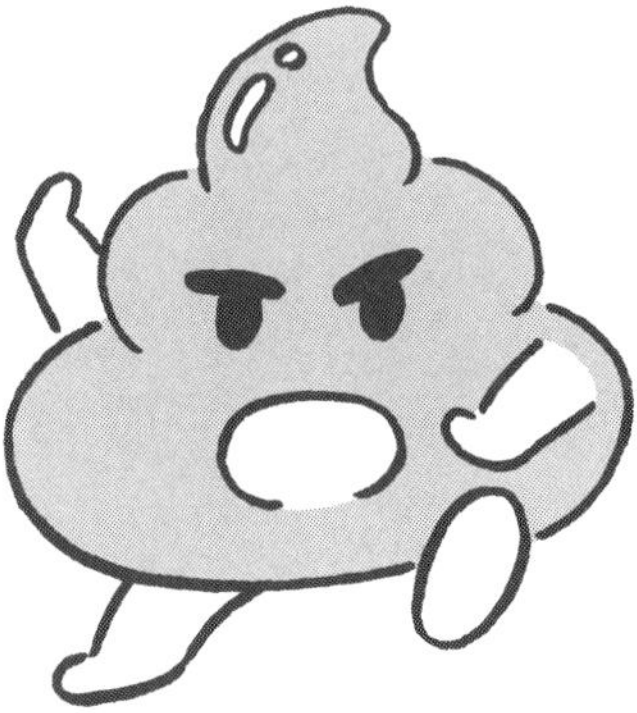

# あなたのうんちは7つに分類できる

## うんちを見るのは超重要

みなさんは、自分のうんちをちゃんと見ていますか？

「え〜、そんなの見るわけないじゃん！」っていう声が聞こえてきそうです。

「うんちをしたあと何％の人がうんちの状態を確認する」なんていう調査は聞いたことがありません。うんちをまったく見ずに流している人も少なくないでしょう。

最近は、自動で流してくれるトイレもあります。センサーに反応して洗浄スイッチが入るのです。だから、うんちをしたあとにちょっと体を動かしただけで、勝手に流れてしまうなんてこともあるんです。

急いでうんちを確認しようとするのですが、全然間に合いません。あっという間に流れていってしまいます。

自動洗浄でなかったとしても、他人のうんちと自分のうんちを見比べる機会などあるはずもなく、自分のうんちが良いかどうかを判断する基準もあいまいですよね。

でも、それじゃあマズイです。

胸を張って、子どもたちにいいうんちのあり方を教えるためには、まず、うんちの形状を正しく把握することが必要です。

「そんなこと言われても」と思うでしょうが、実はうんちの形状に関する国際的な分類指標があります。

## うんちに関する国際指標

中でも最も普及しているものは、ブリストル大学病院で過敏性腸症候群などを研究していたオドネル博士たちが考案した「ブリストル便形状スケール（Bristol Stool Form Scale）」だと思います。

これによると、うんちの形状は次ページの図のように7つに分類されます。

日本では、バナナうんちという表現を使うことが多いですが、この分類ではソーセージなのですね。

とはいえ、このような指標がつくられた理由が気になったので、文献を調べてみました。

## ブリストル便形状スケール

| | | | |
|---|---|---|---|
| 1 | 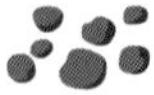 | コロコロ便 | 硬くてコロコロの兎糞状の（排便困難な）便 |
| 2 | 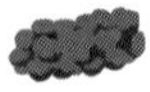 | 硬い便 | ソーセージ状であるが硬い便 |
| 3 | 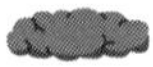 | やや硬い便 | 表面にひび割れのあるソーセージ状の便 |
| 4 | 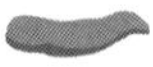 | 普通便 | 表面がなめらかで軟らかいソーセージ状、あるいは蛇のようなとぐろを巻く便 |
| 5 | 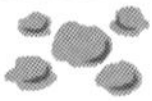 | やや軟らかい便 | はっきりとしたしわのある軟らかい半分固形の（容易に排便できる）便 |
| 6 | 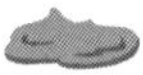 | 泥状便 | 境界がほぐれて、ふにゃふにゃの不定形の小片便、泥状の便 |
| 7 | 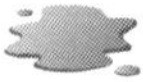 | 水様便 | 水様で、固形物を含まない液体状の便 |

ブリストル便形状スケールおよび小児慢性機能性便秘症診療ガイドラインなどを参考に編集部で作成

まずは、「なぜ、うんちの形状を知りたかったのか？」ですよね。

オドネル博士たちの研究チームは、過敏性腸症候群の患者に適切な治療をするためには、食べたものが腸の中を通過する時間を把握することが必要だと考えました。なぜなら、腸の中を通過するスピードに応じて治療法が異なるからです。通過するスピードが速ければ下痢になるのでその対応が必要ですし、スピードがゆっくりなのに、頻回かつ緊急的にうんちが出るのであれば、また別の対応が必要です。

そこで、腸の中を通過する時間を把握する指標として目を付けたのが「うんちの形状」だったのです。

次に、「なぜ、具体的な形状や硬さに応じてうんちを分類することが必要だったのか？」です。

腸を通過する時間が短ければ水っぽいうんちになるし、通過する時間が長ければ硬いうんちになります。でも、お医者さんが患者さんにうんちのことを根掘り葉掘り聞くのは大変です。いくら治療のためとはいえ、聞かれたほうは恥ずかしいと思うかもしれないですし、そもそもデリケートなことですよね。

そのため、簡単に、しかも客観的に把握する方法が必要でした。そこで、うんちの表面のひび割れの状態や固まり具合によって、７つに分類する指標を考案したのです。

## うんちの指標があると、こんなに便利！

１９９０年、実際にこの指標を用いて調査した結果、腸を通過する時間を把握するための合理的な指標であることが確認されました。

この指標を使えば、自分のうんちの状態を的確に把握することができるし、お医者さんとやりとりする際の共通の指標として使用することもできます。

例えば「硬めで、小さくて、コロっとしていて……」など、どのように表現すればよいか悩んでしまいそうなとき、ブリストル便形状スケールを使って何番と伝えれば、一瞬で解決します！

そういえば、香水といえば「ナンバー5」という言い方がありましたね。

でも、いいうんちは「ナンバー4」。そうです、4番なのです！

いいうんちは、これに加えて黄色っぽい茶色でそんなに臭くもないこと、そして、うんちをしたあとにスッキリ感があることが大切です。

ということで、「最近、野菜不足だから3番なんだよなー」とか、「昨日は、ちょっと飲みすぎちゃったから6番だよー」など、番号でコミュニケーションすることができるといいですね。

そうと決まったら、次に出会ううんちからさっそくチェックを始めてみましょう！

# うんちの80％は水分

## 便意の正体

うんちのすごさを学ぶには、まず、うんちそのものについて知る必要があります。

そうです、うんちの正体を明らかにするのです。

しかしその前に、うんちがつくられる仕組みをものすごく大雑把に説明しますね。

食べものは口の中でこなごなにかみ砕かれて胃でドロドロに消化され、小腸で栄養を吸収されます。さらに大腸で水分を吸収されて、最終的に不要となったものが肛門から出てきます。これがうんちがつくられる仕組みです。

そして、肛門からちょっと体の中に入ったところにある腸を「直腸」と言います。直腸は通常は空っぽで、ペッチャンコです。

大腸内を移動してきたうんちがペッチャンコな直腸に送り込まれると、直腸は膨らみます。直腸の壁がうんちで押されて伸びると、その刺激が大脳に伝わって「あっ、うんちをしたい」と思うのです。これが私たちが毎日感じている便意の正体です。

私たちが「うんちをしたい」と感じたときは、お腹の中では、このようなことが起こっています。

便意を感じたら、みなさんはどうしますか？

すぐにその場で排便するわけではないですよね。

そりゃそうです。その場でしたら大変なことになります。

我慢しながらトイレに移動して、そこで排便するのが社会的なルールです。


**うんちは何からできているのか？**


うんちをしない人はいないので、うんちがどのようなものかは多くの人がなんとなくわかっていると思います。というか、間違いなく見たことがありますね。

うんちは、私たちが生きている証しとして、肛門からプリプリと出てきます。

朝、昼、晩に食べたものが消化・吸収されて、その残りかすがうんちになる……つまり、「うんちのほとんどは食べかすだ」と思っている方は多いと思います。

でも、それは間違いです。

健康的なうんちの場合、約80％が水分なのです。

便秘になればうんちの水分は減っていくし、下痢になれば90％以上になることもありますが、いずれにせよ、大半が水分です（ブリストル便形状スケールを思い出してください）。

ちなみに、うんちの水分量に近いものを探してみると、食べものに例えて恐縮ですが、トウモロコシは75％くらい、イモ類は60％から80％くらい、バナナが80％くらいです。

一般的な成人男性だと、体の60％が水分です。それと比べてもうんちの含水率の高さがわかります。

## うんちをすると水分が失われる

うんちの80％が水分だということは、100グラムのうんちをすることで、80ミリリットルの水分が体から失われます。

人は1日約2・5リットルの水が必要で、食べものに含まれる水分で約1リットル、タンパク質や炭水化物、脂肪などの代謝によって体内で作られる水で約0・3リットル、飲み水で約1・2リットルを補給しています。

一方、うんちとおしっこで約1・6リットル、呼吸や汗で約0・9リットルの水分を排出しています。

私たちが健康的に生活するうえで水分の確保はとても大切です。水分が不足すると、体の調子が悪くなるし、熱中症や脳梗塞、心筋梗塞を引き起こして死に至ることもあります。平成28年の熱中症による死亡数は日本全国で621人（男性：347人、女性：274人）、多い年には1000人以上の方が亡くなっています（厚生労働省：熱中症による死亡数　人口動態統計（確定数）より）。

厚生労働省では「寝る前、起床時、スポーツ中及びその前後、入浴の前後、そしてのどが渇く前に水分補給を心がけることが重要」と呼びかけています。

「うんちのあとには水を飲もう！」なんていう呼びかけもありですね。

## 水分以外の20％は何か？

話を戻して、「うんちの水分以外の20％が何なのか」ということが気になりますよね。

結論を言うと、この20％は、「食べかす」「腸内細菌」「はがれた腸粘膜など」です。そして、概ねこの3つは同じ割合を占めています。

食べかすというのは、消化されなかったものや栄養を搾り取られた残りかすのことを指し、わかりやすいものとしては食物繊維などがあげられます。

この食べかすは、全体の割合からすると7%ぐらいなのです。仮にうんちを100グラムとすると、わずか7グラム。小さじ一杯の水が5グラムなので、それよりちょっと多い程度です。

次に腸内細菌は、水分を除いたうんち1グラムの中に、6000億から1兆個という膨大な数がいるようです。

腸内細菌を大まかに分類すると善玉菌、日和見菌、悪玉菌になります。これらの名称は聞いたことがありますよね。ビフィズス菌や乳酸菌が善玉菌、大腸菌やウェルシュ菌が悪玉菌です。

最後に、はがれた腸粘膜について。人間の腸粘膜は3日に1度ぐらいの頻度で新しく生まれかわっています。うんちになる過程で食べかすなどがこすれて落ちるものもあれば、古くなって自然にはがれるものもあります。これらがうんちの一部として排出されます。

ということで、うんちは主に、水分、食べかす、腸内細菌、はがれた腸粘膜でできています。

つまり、いいうんちには、十分な水分、うんちを形作るための食べかす、良好な腸内環境が必要ということですね。

## 肛門はうんちとオナラを判別している

### 大事な「開け閉め」の話

便意が起きてから、トイレまで我慢して、「ここならしていいぞ」という状態を確保したあと、自分の意思でうんちをします。

便意の起こる仕組みは、大人も子どもも同じです。

うんちを排泄する工程において、自分の意思でできるのは、うんちをつくることでもなく、便意を起こすことでもなく、最後の最後、肛門の開け閉めだけです。

でも、この開け閉めが重要なのです。

一歩間違えば大惨事です。

もしかしたら、すでに大惨事を経験した方もいるかもしれませんね。

ちなみに私は「あります」。

それは、とても体調が悪いときでした。

もちろん下痢で、何度もトイレに駆け込んでいる状態です。

確か急性の胃腸炎だったと思います。

トイレから戻って布団に入り、横になっていたとき、また便意のようなものを感じました。「トイレに行かなきゃ！」と感じた数秒後のことです。

「あれっ、もしかしたらオナラかも？」と思ったのです。

みなさんもありますよね、これは「うんち」か、それとも「オナラ」か？

快便のときであれば、そんなこと深刻に考えませんし、うまくオナラだけをすることもできます。

しかし、胃腸炎で超下痢のときです。判断ミスは命取りになります。

考えに考えて、私の結論は「オナラ」でした。

恐る恐る、そして少しずつ肛門まわりの筋肉を緩め、いつもオナラをするときのように肛門を開いた、その瞬間です。

「あっ、アウトー！」

そんな雄叫びがおしりのほうから聞こえてくるようでした。

あわてて飛び起きると……はい、アウトです。

このあとの大惨事は、ご想像におまかせします（涙）。

## 肛門を動かす2つの筋肉

このように、まれにミスをするときもあるのですが、肛門はものすごく精密にできていて、基本的には失敗しないものです。

肛門を筒だとイメージすると、この筒は大雑把に言うと左の図のように外肛門括約筋と内肛門括約筋という2つの筋肉でまわりを囲まれています。

このうち外肛門括約筋は自分の意思で収縮させることができますが、内肛門括約筋は自分の意思で動かせません。

腸の最も肛門寄りの部分にある直腸に、うんちやオナラが移動してくると、内肛門括約筋が緩み、うんちやオナラを肛門近くまで移動させます。

肛門には口と同じくらい敏感な知覚があるため、ここで「形はあるか、液状か、もしくはオナラか」などを識別します。

識別しているとき、外肛門括約筋は一時的に閉じて、内容物が漏れないようにします。

私たちはこの識別結果にもとづいて、うんちをしたり、オナラをしたりします。

この識別機能は、専門用語で「サンプリング機能」と呼ばれています。

もし、うんちをするのに適した場所でなければ、外肛門括約筋をガッチリと収縮させ、う

肛門・肛門管の構造

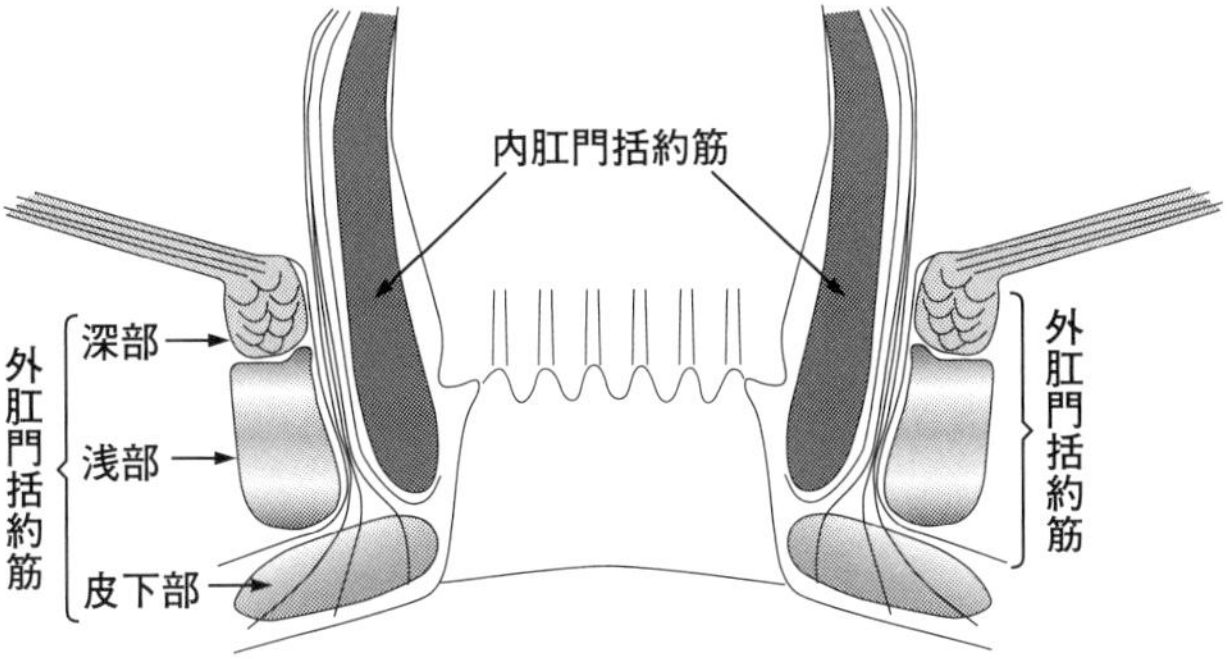


んちを腸のほうへ押し戻して、便意を調整します。

ただ、外肛門括約筋に関して強い収縮を持続できるのは数秒間のようです。

じゃあ、肛門に力を入れていないときは、何にもしていないのかというと、そういうわけではなく、ある程度の活動があり、うんちが漏れるのを防いでいます。

内肛門括約筋は意識していないときにもしっかり働いていて、こちらもうんちが漏れないようにしてくれています。

例えば、内肛門括約筋を傷つけてしまうと便意に気づくことができず、うんちを漏らしてしまうことがありえるし、外肛門括約筋を傷つけてしまうと、便意は感じるけどトイレまで我慢できずに漏れてしまうことなどが考えられます。

意識するとわかるのですが、確かに、くしゃみや咳をするときに、自然に肛門を閉めますよね。

閉めなかったら大変なことになると思います。

食べるのは「口」、出すのは「肛門」です。

これらは一本の管でつながっていて、入口と出口はどちらも知覚があり、身体にとって重要な役割を担っています。

どうしても「口」のほうに意識はいきがちですが、「肛門」も大切です。

うんちを我慢しすぎることやトイレで長い時間いきむこと、肛門を拭きすぎて傷つけることや、長時間のデスクワークなどは、いずれも肛門によくありません。

たまには、肛門にやさしい生活を考えてみることも必要ですね。

# 一生のうちトイレに行く回数は20万回

## すっきりする排泄は人間の幸せのひとつ

私たちは、毎日、何回もトイレに行きます。

それは、食べたものを消化吸収し、体にとって不要なものを排泄する必要があるからです。

臨床睡眠医学を専門とする神山潤先生は、「ヒトは寝て、食べて、排泄して、脳や体の活動が充実する昼行性の動物」と言っています。

これは、ぐっすり睡眠、おいしい食事、すっきり排泄ができてこそ、幸せな生活を送れる、ということです。

「すっきり排泄」するための要素の1つとして、「トイレに行くこと」があげられます。

私たちは社会という仕組みの中で生活しているので、あたりかまわずその辺でうんちやおしっこをしていいわけはありません。

そこで今回は、「トイレに行くこと」について考えてみたいと思います。

## 1日のトイレ回数は何回が〝普通〟なのか

まずは、トイレの回数です。睡眠は1日1回、食事は3回です。排泄回数はそれらよりも多いですよね。

では、1日何回くらいでしょうか？

個人差があるとはいえ、ある人は5回、別の人は100回というような差があるわけではありません。

そこで、日本泌尿器科学会のホームページを調べてみると、「頻尿とは？」というタイトルで次の記述がありました。

「尿が近い、尿の回数が多い」という症状を頻尿と言います。一般的には、朝起きてから就寝までの排尿回数が8回以上の場合を頻尿と言います。しかし、1日の排尿回数は人によって様々ですので、一概に1日に何回以上の排尿回数が異常とは言えず、8回以下の排尿回数でも、自身で排尿回数が多いと感じる場合には頻尿と言えます。

また、兵庫医科大学泌尿器科学教室のホームページには、「1日の排尿回数：5〜7回」

と記載されていました。

個人差だけでなく体調によっても異なると思います。

大切なのは、それぞれの人が自分の調子のよいときのトイレの回数を知っておくことです。

トイレ回数は、体のコンディションを把握する重要な指標になります。

この数値が、急に減ったり、大幅に増えたりしたら要注意ですよ。

みなさんも、ぜひ自分のトイレ回数を計ってみてくださいね。

## 年間2555回も行くところ

仮に、トイレに行く回数を1日7回とすると、1年で2555回にもなります。かなりの回数だと思いませんか？

しかも、トイレに行くのは結構な労力がかかります。うんちやおしっこをしたいと感じたら、トイレまで移動して、ズボンや下着を下ろして、便器に座って、ようやく排泄です。

そのあと、またズボンや下着をもとに戻して、手洗いをして、もとの場所まで戻らなければいけません。

「排泄する」というミッションのために、こんなにもやることがあるのです。

これを1日7回、1年で2555回もやるのですから、面倒くさいと思ってしまうことも少なくないですよね。

ですが、さきほど述べたとおり、「トイレに行くこと」は幸せな生活を送るために必要なことです。

神山先生は「身体は自分の意思ではどうにもコントロールできないことがある。走って心拍数が上がったり、映画館に入って黒目が大きくなったりするのは、自律神経の働き。自律神経が心と身体の状態を調べて、うまい具合に調整する」と言っています。

実は排泄をつかさどっているのも自律神経なのです。

食べたものを消化吸収して、腸内でうんちをつくること、うんちを移動させること、便意をもよおすこと、うんちを漏れないようにしてくれること、これらすべては自律神経がやってくれます。

ということは、自律神経がうまく機能しなければ、トイレに行くことができなくなってしまいます。

逆に考えると、トイレに行きたくなるのは自律神経がうまく機能している証拠だといえます。

そのお知らせを無視したり、ないがしろにしたりすることは、とても危険なことです。「超忙しくてトイレに行くのを我慢しちゃった」とか、「面倒くさいからあとにしよう」というのはよくありません。

## おしっこ、うんちを我慢するとどうなるか

例えば、おしっこを我慢してしまうとどうなるか。

膀胱に溜められる量は、200〜500ミリリットルぐらいと言われていますので、多少は大丈夫でしょうが、そんなに長く我慢はできません。

また、おしっこをすることで、膀胱内や尿道などに細菌が入らないようにしてくれています。

ということは、おしっこを我慢してずっと溜めておくと、細菌が入ってしまって、尿路感染症になることも考えられます。膀胱の中で細菌が悪さをするのが膀胱炎、腎臓で悪さをするのが腎盂腎炎《じんうじんえん》です。腎盂とは、腎臓と尿管のつなぎ目部分のことです。

次に、繰り返しうんちを我慢してしまうとどうなるでしょうか。

腸はかなり膨らむので、うんちをたくさん溜めることができます。

うんちを長い時間溜めておくと腸に水分を吸収されてカチカチになっていきます。我慢することでさらに溜まるので、自分では出せないぐらいになってしまいます。

そうなると、腸閉塞になったり、恐ろしいことに、硬くなったうんちが腸を突き破ったりすることだってあります。

ちなみに、便秘になると、うんちが溜まった腸が膀胱を圧迫するので、おしっこを溜めにくくなったり、漏れやすくなったりすることもあります。

ですから、トイレに行くことをないがしろにしてはダメです。

便秘については、P149からの「うんちと医療」の章でもう少し詳しく説明したいと思います。

## 未来のトイレライフを夢見て

1年で2555回、3年で7665回、5年で12775回……と、日々トイレに行く回数を重ねていくわけですが、もしトイレが嫌な空間だったり、うんちやおしっこをしたときに不快に感じるような状態だったりしたら、それを避けようとして、トイレになるべく行かないようにすると思います。

トイレに行かないようにするということは、水分や食事を控えてしまうことにつながります。

こうなってくると、体調は途端に悪化します。熟睡やおいしい食事からも遠ざかり、幸せな生活どころじゃありません。

トイレに行く頻度、トイレにいる時間を考えれば、人生における比重は決して小さくないはずです。

そうであれば、何気なくトイレに行くなんてもったいないです。

トイレに行きたい、というお知らせが来たら、ウキウキしながらトイレに行きたいですね。

そうなるための、快適なトイレライフを考えてみるのはいかがでしょうか。

トイレに行くことが、素敵な時間になるように演出してみてください。

例えば、「トイレをお気に入りのインテリアにする」「趣味のグッズで埋め尽くす」「大好きな音楽が流れるようにする」「気分がやすらぐ香りで満たす」「超座り心地がいい便座に改良する」など。

近い将来には、ＡＩで個人に最適化してくれる環境がつくられるかもしれませんね。

思い立ったら実行あるのみです。

あっ、あまりにも居心地が良すぎて、長い時間便座に座っていると、肛門への負担が大きくなるので、気を付けてくださいね。

# 第2章
# うんちにまつわるテクノロジー

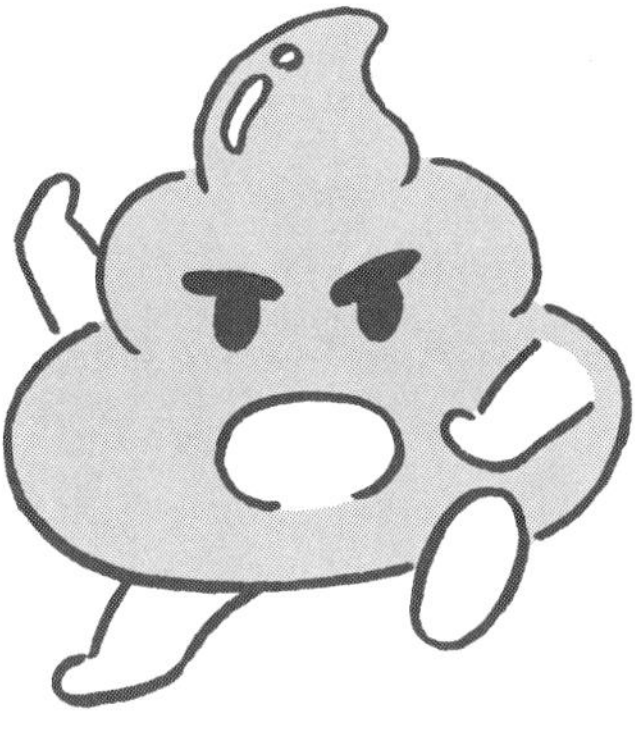

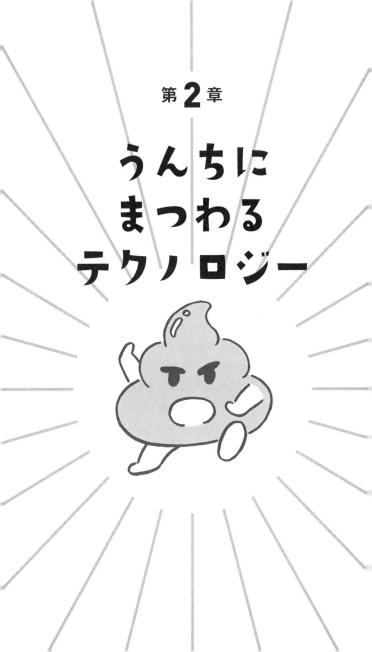

# トイレットペーパーには表裏がある

## 品質の良いトイレットペーパーは何がすごいのか

トイレになくてはならないもののひとつとして、すぐに思い浮かぶのが「トイレットペーパー」です。

もしかしたら、温水洗浄便座でおしりを洗ったあとに温風で乾かす人や、キレがよくて拭かなくてよい人もいるかもしれませんが、大多数の人はうんちをしたあとにトイレットペーパーでおしりを拭きますよね。

外国に行ったとき、「この国のトイレットペーパーは何でこんなにゴワゴワしているのだろう」とか、「なんか拭き心地が悪いなぁ」と思ったことありませんか？

海外に行かないまでも、外出先のトイレで、ちょっとイマイチなトイレットペーパーに出会ったことがある方は少なくないと思います。

こういったトイレットペーパーの品質の違いは、どこから来ているのでしょうか？

紙が「柔らかい・硬い」というのはイメージしやすいですが、違いはそれだけなのでしょうか？

ここからは「トイレットペーパーの品質の差はどこで生まれるのか」について書きたいと思います。

こういうときは、トイレットペーパーづくりに情熱を注いでいる企業に聞くのが一番です。そこで、王子ネピアでトイレットペーパーの開発・製造を担当している方に話を伺ってきました。

ちなみに、日本トイレ研究所と王子ネピアは２００７年から小学校で、うんちをすることの大切さを伝える「うんち教室」を実施しています。つまり、うんちを愛する仲間なのです。

## トイレットペーパーの表裏の見分け方

まずは初級編です。トイレットペーパーには表と裏があるって知っていましたか？

このまま読み進めていく前に、普段どのようにトイレットペーパーを使っているかを思い出してみてください。

トイレットペーパーのどちらが表に来るように巻き取っていますか？

**トイレットペーパーの表と裏**

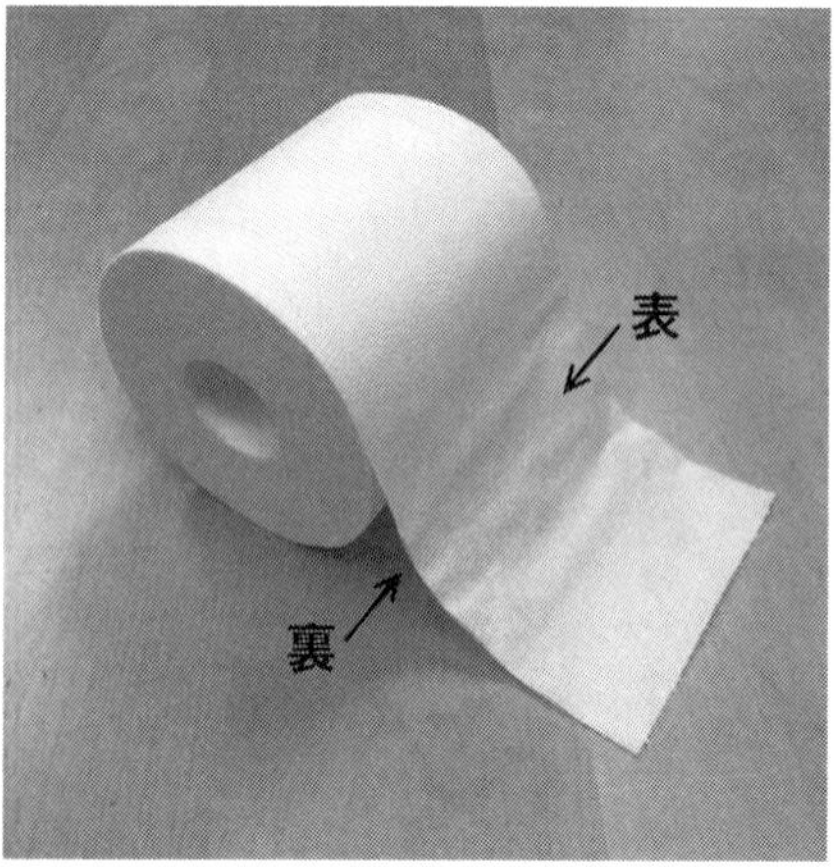


もしかしたら、ぐちゃぐちゃに取りますか？無意識に使っているので、どのように手を動かしているかわからないという方も多いでしょう。

ぜひトイレに行って、実際に手を動かしてみてください。

いかがでしたでしょうか？

実は、トイレットペーパーは、ロールの外側が表なんです！

私は何十年もの間、「裏」で拭いていました（涙）。

「表も裏も、大して変わらないんじゃない？」と思ったあなた、ちょっと待ってください。トイレットペーパーの肌触りと表裏には深い関係があるので、そのあたりから説明します。

市販のトイレットペーパーは、肌触りの良さを出すために、様々な工夫がなされているのですが、その1つに、紙をうす～くして、それに波々の細かいウェーブ（しわ）を入れる加工があります。

ウェーブと言っても、ぱっと見ではわからないくらい細かいものですが、これをすることで、厚手感が増してふんわりするのです。

コピー用紙などはピーンとまっすぐになるように作らなければいけませんが、トイレットペーパーはわざとウェーブを入れて作ります。

続いて、細かく入れたウェーブをやさしく伸ばしながらエンボス加工をします。

エンボス加工とは、凸凹模様の金型にペーパーを挟み込むことで、ペーパーの表面を凸凹にすることを指します。

エンボス加工には様々な模様があって、一般的には凸凹が細かいほうが柔らかくなります。

王子ネピアのエンボス加工は、社員が編みだした「リップル（波紋）模様」の金型を使っています。

説明が長くなりましたが、トイレットペーパーの表裏は、エンボス加工によって生まれます。

エンボス加工を施した凹面のほうがより肌触りがいいので、凹面がロールの外側に来るように巻いていています。

つまり、外側が表です。

## ダブルロールに表裏はある?

「それはシングルロールの話で、ダブルロールは別なのでは?」と思った方はするどいです。ここまではシングルロールの話でした。

ダブルロールは、それぞれの凸面が内側になるように2枚のトイレットペーパーを重ねているため、その間に空気が入り、ふわっと感がアップしています。

2枚を重ねるからといって、どちらも同じ紙というわけではありません。実は、王子ネピアでは、それぞれの紙のエンボス加工の仕方を変えています。

その理由はデザイン性です。表と裏を同じリップル模様でエンボス加工をした場合、模様がずれてしまうとデザイン的に美しくないからです。

**シングルロールの断面**

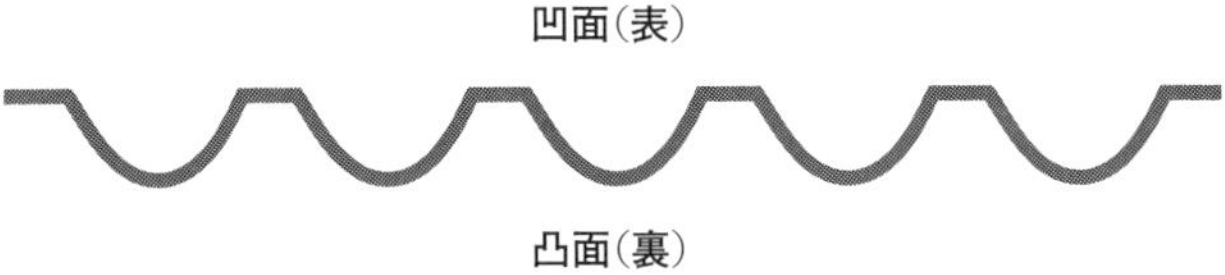


**ダブルロールの断面**

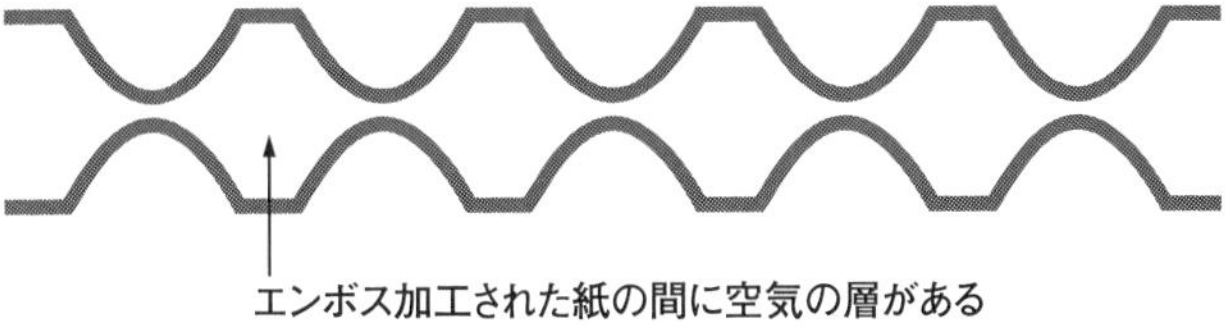


そのため、裏はデザイン性がないものにすることで、表のデザインを活かしています。

さらに、表と裏でエンボスの大きさ（面積）や凹凸の高さを変えて、どちらが肌に触れても柔らかくなるように工夫しています。

ということで、ダブルロールについては、「デザインの観点では外側が表ですが、肌触りについては、どちらも同じ」となります。

## 細かい違いを感じ取るおしりもすごい

ちなみに、シングルでもダブルでも、私たちが1回あたりに使う長さはあまり変わらないそうです。

トイレットペーパーを手に巻き取る動作は習慣化しているので、クルクルとまわす回数は同じなんですね。

ということは、シングルロールのほうが巻いてある長さが長いので、長持ちすることになります。

長持ちか、それとも肌触りか、どちらを優先させるかは、あなた次第です。

そして、今まで適当に拭いていたみなさん。次にトイレに行くときは、トイレットペーパーをよ〜く観察してみてください。

トイレットペーパーには、日本のテクノロジーが凝縮されています。

これまで裏で拭いていた人は、ぜひ表のクオリティを体験してみてください。

言葉で説明するとわずかな差のように思えるかもしれませんが、肌に触れるとその違いは明らかです。

私たちの肛門は、とてもデリケートですからね！

# トイレットペーパーは水に溶けてはいなかった

## 「溶ける」とはどういう状態か

「肌触りが良いのに拭くときには破れない、しかし水に濡れたらほぐれてトイレに流せる」というのがトイレットペーパーの特徴ですが、よく考えたら、とんでもなくアクロバティックなことをしていると思いませんか？

ここからは、この相反する特徴を持つトイレットペーパーの構造の謎を解説していきます。

みなさんは、「水に溶ける紙と、そうでない紙」という言い方を聞いたことがありませんか？

「ボックスティッシュは水に溶けないのでトイレに流しちゃだめ」という注意書きを見たことがある人もいるでしょう。

同じ紙なのに、なぜ「溶ける紙」と「溶けない紙」があるのでしょうか？

その違いを解説する前に、化学の授業で習った食塩水のことを思い出してください。

水に溶けた食塩は、しばらく時間を置いても底に沈んではいません。

化学的に「溶ける」というのは、こういう状態のことを言います。

では、トイレットペーパーはどうでしょうか？

実は、トイレットペーパーは水に入れてかき混ぜると細かくほぐれていきますが、しばらくすると容器の底に白いものが沈殿してきます。

つまり、水に溶けてはいないのです。

**なぜトイレットペーパーは流して大丈夫なのか**

それでは、なぜトイレットペーパーはトイレに流してよくて、ティッシュペーパーはだめなのでしょうか。

どちらも似たような薄くて柔らかい紙ですが、どこに違いがあるのでしょうか。

王子ネピアの開発担当者によると、紙が濡れたときの破れにくさは、基本的に「湿潤紙力剤」によって生まれているものだそうです。

湿潤紙力とは水に濡れたときの強度のことで、紙幣やコーヒーフィルター、段ボールなどにも湿潤紙力剤は使われています。

紙は繊維同士が絡み合ってできており、水中ではその絡み合いが弱まって強度（紙力）が下がります。そんなときに役立つのが湿潤紙力剤です。湿潤紙力剤は繊維と繊維の間に入って、その絡み合いが弱くならないようにする効果があります。このような仕組みで、濡れても破れにくい紙になるわけですね。

トイレットペーパーは、この湿潤紙力剤の添加量を微妙に調整することで、少しの水に濡れても破れにくく、水に浸すとほぐれやすいというバランスをつくりだしているのです。

## バランス調整は繊維レベルから始まっている

湿潤紙力剤の他にも、繊維が絡み合う力を調整するために、様々な工夫がされています。例えば、王子ネピアでは、繊維のもととなる針葉樹（繊維が長くて太い）と広葉樹（繊維が細くて短い）の配合のバランスを調整したり、繊維を叩いてすりつぶすこと（叩解《こうかい》）で、繊維の表面を傷つけて絡み合う力を高めています。

このように、湿潤紙力剤の量、針葉樹と広葉樹の配合バランス、繊維の叩解などで「拭くときは破れにくいけど、水に浸すとほぐれやすい」という状態を実現しています。

日本では、この「トイレットペーパーの水に対するほぐれやすさ」に関する規格（ＪＩＳ

P4501）も定められています。ざっくり言うと、300ミリリットルの水が入ったビーカーにトイレットペーパーを入れてかき混ぜ、100秒以内にほぐれるという試験をクリアする必要があるのです。

ちなみに、最近は節水便器が普及していますよね。日本レストルーム工業会によれば、1回あたりに流す洗浄水量は、1990年代頃までは13リットルが主流でしたが、最近の大便器は大6リットル、小5リットル以下になっています。半分以下ですね。

節水はいいことですが、1回あたりに使うトイレットペーパーの量は、おそらくそんなに大きく変わっていないと思います。

「ほぐれやすさのJIS規格を満たしているのに流れない！」となったら、大変ですよね。節水技術とほぐれやすさの技術に関しては、切磋琢磨しながらレベルアップを期待したいところです。

手元で破れにくく、水に濡れたらほぐれる！

普段何気なく使っているトイレットペーパーは、様々な技術を駆使することで絶妙なバランスを保っています。そんな日本のトイレットペーパーは、世界に誇る芸術品だと思います。

# トイレットペーパーの未来はＨＦ値が握っている⁉

## トイレットペーパーを評価する基準

　ここからは、トイレットペーパーの品質チェックについて説明します。

日本ではＪＩＳ規格によって、トイレットペーパーの重さ、破れにくさ、ほぐれやすさ、長さ、紙幅、芯の径（内径）、巻き取りの径（外径）などが決まっています。

逆に、規格がないのは、「ミシン目の間隔（長さ）」です。

　どの水洗トイレでも安心して使ってもらうためには、これらの規格を満たすことが最低条件となります。

　例えば、トイレットペーパーの紙幅や巻き取った状態の外径がバラバラだと、自宅のホルダーに付けることすらできませんからね。

　ＪＩＳ規格とは別にトイレットペーパーを選ぶうえで気になるのは、「手触り」や「肌触り」というようなふわっとした言葉で表現される部分だと思います。

　王子ネピアが一般の方々を対象にトイレットペーパーの評価ポイントを調査したところ、

**トイレットロールを評価するときに最も重要だと感じた項目**

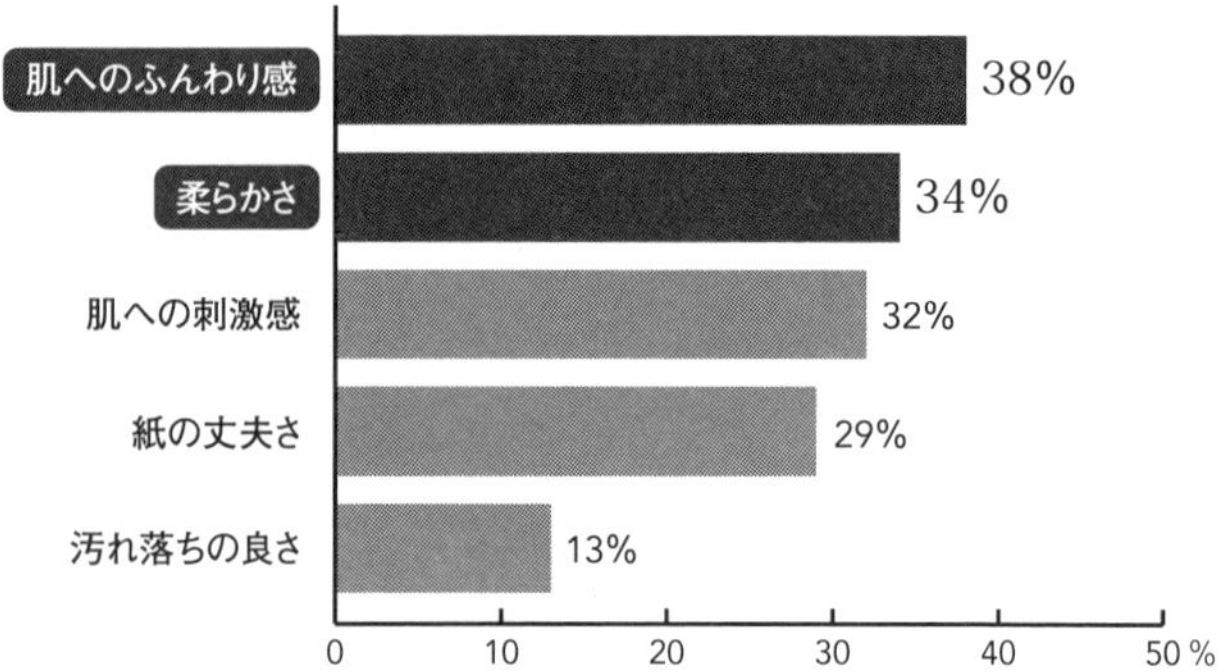


出典:2015年8月王子ネピア(株)調べ
品質調査/219名 実際にトイレで使うようにシートで拭く方法で調査

上の図のような結果となりました。

この結果、重視するポイントとして最も多いのが「肌へのふんわり感」で、続いて「柔らかさ」ということがわかりました。

JIS規格で定められている破れにくさやほぐれやすさであれば数値化しやすいのですが、消費者が求める「ふんわり感」や「柔らかさ」は感覚的なものなので、数値化は容易ではありません。

そこで、少々乱暴ではありますが、「ふんわり感」や「柔らかさ」を手ざわり感として考えてみたいと思います。

## 人はどのように紙を感じているか

私たちの指先は他の部分と比較して触覚が

**体の部位における感覚の目の細かさ(空間分解能)**

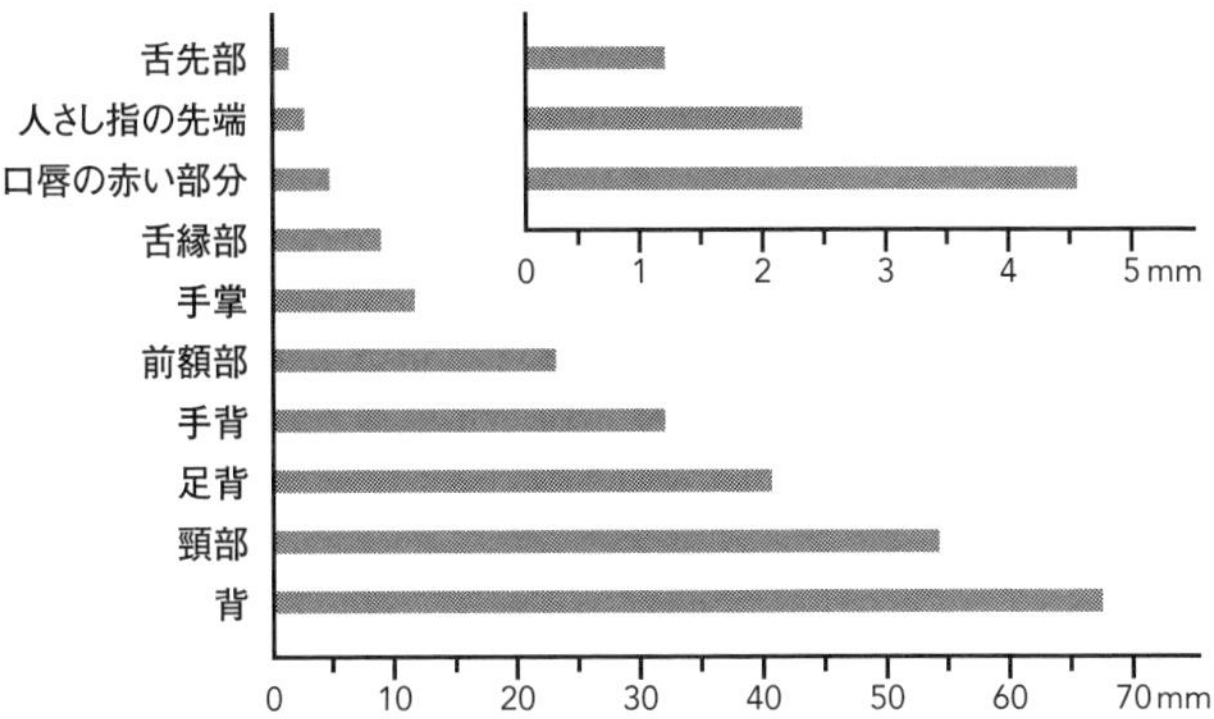


出典:触感の測定・評価法に関する戦略策定報告書
（一般財団法人機械システム振興協会）より

鋭敏だと言われています。

上の図は体の部位における感覚の目の細かさ（空間分解能）を表したものです。

この図では、離れた2点に刺激を加え、これらの刺激が2点で生じているものであると識別できる最も短い距離（2点識別閾）を表しています。

手のひらだと約10ミリ、人さし指の先端だと約2ミリ離れた刺激を識別できることがわかります。

かなり敏感だと思いませんか？

トイレットペーパーはまさに指先で触るものですから、とても繊細な感覚を測る必要があるということです。

王子ネピアの開発者によれば、これまでの

**ティッシュなどの柔らかさや滑らかさを測定する装置**

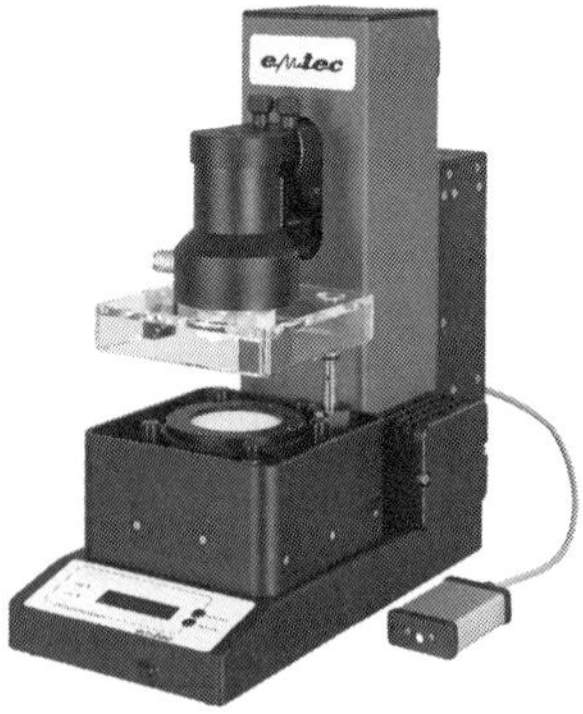


手触りを機械で測れる時代に
出典：ドイツ emtec Electronic GmbH　提供：王子ネピア株式会社

手触りの評価は、どちらかというと「職人だのみ」という場合が少なくなかったそうです。

でも、それでは職人の育成に時間がかかりますし、主観的なので再現性も難しく、また、モノづくりに活かそうとすると、バラつきも生じてしまいます。

そこで、登場したのが「TSA（ドイツ製）」です。

TSAとは、「Tissue Softness Analyzer の略で、つまり、ティッシュなどの柔らかさや滑らかさを測定する装置です。ティッシュ以外にも、トイレットペーパー、キッチンタオル、紙おむつ、生理用品などのソフトネスの測定も可能で、家庭紙業界では数年前から導入されているとのことです。

測定項目は、手触り感「HF（ハンドフィール）値」、柔らかさ、滑らかさ／粗さ、剛性などです。

中でも、手触り感を表す「HF値」は、柔らかさ、滑らかさ／粗さ、剛性などの測定結果を組み合わせて、複雑で非線形の数学アルゴリズムによって計算されるとのこと。

TSAはかなり複雑で精密な機械です。そして、この測定装置のお値段は、高級車が買えるほどの高額のようです。

しかし、この装置のおかげで「手触り」という感覚的な部分を数値化することができました。

数値化により、トイレットペーパーの開発に携わる人たちの中で、品質を共有しやすくなったのです。また、試行錯誤の結果を検証しやすくもなりました。

製作技術と評価・検証技術の双方がレベルアップすることで、トイレットペーパーの品質が向上します。

このような技術革新があるからこそ、トイレットペーパーは進化し続けるのですね。

今のところ「HF値」はトイレットペーパーなどの製造メーカー内での指標として用いられているようですが、これからは「トイレットペーパーはHF値で選ぶ！」なんてこともありうるかもしれません。

私としては、「日本のトイレットペーパーがいかにすごいかを世界中の人に知ってもらいたい」という思いもあります。

そういった意味では、世界のトイレットペーパーをＨＦ値で比較し、「トイレットペーパーアワード」として世界一を決めたいところです。

「世界一手触りの良いトイレットペーパー」と言われたら、一度は使ってみたくなりませんか!?

# 8個入りのトイレットペーパーが増えている理由

## 1回に使うトイレットペーパーの長さはどのくらい？

ここからは「トイレットペーパーのパッケージが小さくなっている」という驚きの事実を解説します。

本題に入る前に、みなさんはうんち1回あたり、どのくらいの長さのトイレットペーパーを使っているか知っていますか。

おそらくほとんどの人はすぐに答えられないと思います。

ということは、貴重な木材を原料にした、日本の技術の結晶であるトイレットペーパーを何も考えずに使っているということですね？

ときには、イライラしてぐるぐるぐるぐると、たくさん巻き取っていませんか？

以前、日本トイレ研究所では1回あたりのトイレットペーパー使用量の簡単な調査をしたことがあります。

どうやって調査したかというと、トイレに入ったとき、まずはいつもの調子でトイレッ

**トイレットペーパー使用量調査**

| | うんちの時の1回あたりの使用量 | | |
|---|---|---|---|
| | 全体 | シングル | ダブル |
| 男性 | 98cm | 98cm | 99cm |
| 女性 | 106cm | 101cm | 111cm |

トペーパーを必要なだけ手に取ってみて、それを使う前にもう一度伸ばして測ったのです。

この調査に協力してくれたのは42名（男性23名、女性19名）でした。その結果は、上の表のとおりです。

サンプル数が少ないので、「これが平均値だ！」なんてことは言えませんが、参考になると思います。ぜひ、みなさんも一度測ってみてください。

王子ネピアによれば、今から40年くらい前に、4人家族が1カ月に使うトイレットペーパーの消費量がおおよそ12ロール（シングル60メートル）だったことから、12ロールパッケージが商品化されたそうです。

この12ロールパッケージは、かなり定着しています。私の場合は、12ロール以外、買ったことがありませんでした。

ところが、2018年の今、家庭向けのトイレットロールのパッケージに変化が起きています。

8ロールパッケージのニーズが高まっているのです。

## 同じサイズで長さ1・5倍のロングロール

王子ネピアは1997年に、肌触りはそのままキープしながらも、強く巻き付けることで、通常1巻60メートルのところを90メートルにした「ロングロール」を商品化しました。

このロングロールならば、60メートル×12ロール＝720メートルのパッケージと同じ長さを、90メートル×8ロールのパッケージで実現できます。

商品としては20年以上前から存在する8ロールのパッケージの需要が、最近になって高まってきているのはなぜだと思いますか？

ポイントは4つあります。

1つ目。家庭のトイレはそもそも狭いので、モノを置いたり収納したりする場所が限られています。そのため、同じ長さでコンパクトなトイレットペーパーは重宝されます。

女性の社会進出が進んだことや共働きの世帯が増えていることで、「買い物や交換作業もできるだけ効率化したい！」というニーズにも応えられます。

2つ目。オフィスや商業施設などでは、トイレットペーパーの交換も1つの作業です。作業はできるだけ省略したいものです。そういった意味でも、長巻きは交換の手間が効率化できるのでありがたがられます。

3つ目。トイレットペーパーはかさばってしまう商品の1つです。小売店にとってロングロールは、スペースをとらずにより高い単価で販売できることから、棚効率が改善して収益アップにつながります。

さらに、品出し作業が少なくなることで人件費が削減できます。

4つ目。最後は物流業界の人手不足です。運ぶ人が減っている状況に対して、1パッケージのサイズが小さく、トラックに数多く積めるロングロールは歓迎されました。1度にたくさんのものを運べるので、輸送コストが低減でき、環境にもよいのです。

このように、今はロングロールのトイレットペーパーに光があたっているのです。

もちろん、トイレットペーパーの開発技術が進歩しているからこそ、紙を強く巻いてもエンボスをつぶさず、品質が維持できるようになっています。

これからも、日本の技術の結晶であるトイレットペーパーの進化に大いに期待しましょう！

# うんちがくっつかない便器を追究する

## 最先端の便器汚れ対策

もし、うんちが絶対にくっつかない便器が発明されて、しかもメンテナンスフリーであれば、メガヒットは間違いないと思います。掃除しなくても、いつまでもきれいな便器なんて最高ですよね。

うんち汚れフリーの便器の完成までには、まだ道のりは長いと思いますが、現時点での最先端の汚れ対策について、ＴＯＴＯ株式会社広報部の方にお話を伺ってきました。

汚れ対策の話に入る前に、そもそも便器に求められる機能について、簡単に説明します。便器に必要な機能は「便器の内側をきれいに洗う機能」「うんちを便器の外に排出する機能」「配管を通してうんちを運ぶ機能」です。

この３つの機能に欠かせないのが「水」です。水を使って便器を洗い、うんちを下水道や浄化槽に送り出すことが必要になります。

つまり、優れた便器を開発するためには、水を上手に使うことが不可欠であり、汚れ対策にも大きく影響します。一方で、環境問題を考えると、たくさんの水をジャバーっと流すわけにもいきません。コストパフォーマンスという視点でも、できるだけ節水したいですよね。

世界的にも節水の動きは活発で、アメリカでは、エネルギー政策法（Energy Policy Act、通称EPACT）により便器に流す水の量は1回6リットル以下にすることが決められています。メキシコ、ブラジル、カナダ、イギリス、サウジアラビアも同様に6リットル規制があります。

ところが、日本においては規制がなく、自治体や企業等の自主的な努力で節水化が進められているのです。ちなみに、TOTO社で洗浄水量が1番少ない便器は3・8リットルで、国内で最も節水効果が高い便器です。1950年代は20リットルでしたので、その頃と比べると5分の1ですね。

では、本題の汚れ対策について説明します。

少ない水しか使わずに、便器にうんちがくっつかないようにするためには、便器の表面をツルッツルにするしかありません。どのくらいツルッツルにしたらよいかというと、便

**セフィオンテクトの表面**

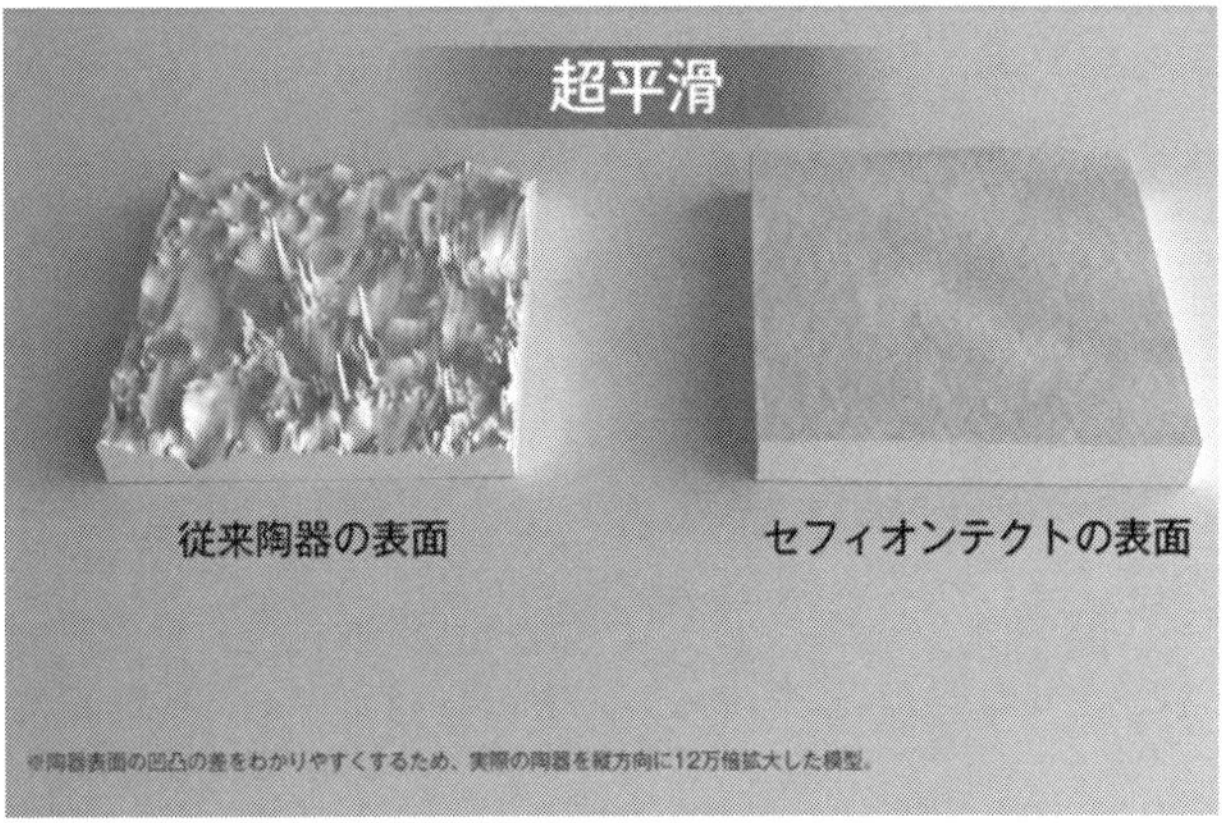


提供：TOTO株式会社

器の表面を汚れが入り込めないくらいきめ細かくすればいいのです。

例えば、カビの胞子は3～40ミクロン（1ミクロンは1000分の1ミリメートル）、チリの粒子は0・2～1ミクロン、腸内細菌は1ミクロンくらいなので、これらが隙間に入れないくらいきめ細かくすることが必要です。

そこで、TOTO社が考えたのは、便器の表面に純度の高いガラス層となる成分を吹き付けてから焼くことでツルッツルに仕上げる技術です。1200度で焼くため、ガラス層が一旦溶けて便器の表面になじみながら張り付くのです。どのくらいツルッツルかというと、その平滑さは100万分の1ミリメートル、ナノレベルです！

**フォローミストのイメージ**

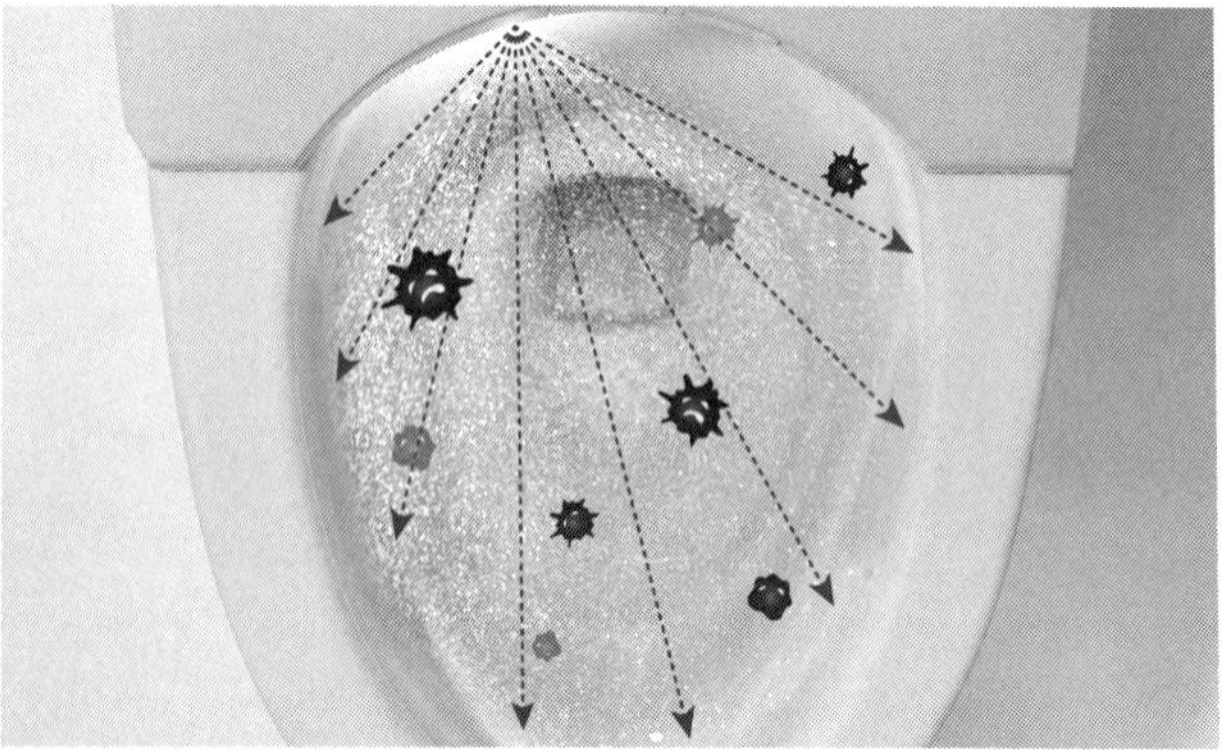

提供：TOTO株式会社

しかも、このガラス層には親水性があるため、汚れと便器表面の間に水が入り、その効果で汚れを洗い流しやすくなります。

この表面処理技術のことをTOTO社は「セフィオンテクト」と呼んでいます。

そしてもう1つ、紹介したい技術があります。

それは、プレミストです。

便座に座った瞬間に、シュッとミストが出て、便器の内側の乾燥面をなくすのです。

そうすることで、先ほどの親水性という能力がより活きるわけです。

また、うんちを流し終えて、便器の中に水を溜めたあと、便器内に除菌効果のある次亜塩素酸を含む水（水に含まれる塩化物イオンを電気分解してつくる）を自動で吹きかける機能も搭載していますす。これは、目に見えない菌を除菌することで黒ずみや黄ばみ汚れの発生を抑制することが狙いだそうで、言うなれば、フォローミストですね。

少ない水を効果的に使って、うんちを受け止め、汚れを残さずサッと流し去るって、すごいですね。素材加工と水力学を組み合わせた技術の集大成こそが、日本の便器だと思います。

世界には、衛生的なトイレを使えない人が約23億人、このうち約8億9200万人以上が、道ばたや草むらなどで野外排泄をしていると言われています。これらが原因で周辺環境が汚染され、毎年、多くの5歳未満の子どもたちが命を落としています。

世界中の人々が安心してトイレを利用できるようにすることは国際的な課題であり、貧困改善や世界平和に向けた大切な一歩だと思います。その一歩を進めるために、日本のトイレ技術が貢献できると確信しています。

# おしりを洗う技術は世界一

## 温水洗浄便座の驚異の普及率

日本のトイレを語るうえで、必須アイテムになりつつあるのが「温水洗浄便座」です。TOTOの登録商標である「ウォシュレット」という名前で覚えている人も多いでしょう。そうです、おしりを洗う装置のことです。

日本デビューは、1964年。東洋陶器（現TOTO）が米国製の製品を、伊奈製陶（現LIXIL）がスイス製の製品を輸入販売したところから始まります。

それから半世紀がたち、内閣府の消費動向調査によれば、2017年の時点で、普及率が79・1%となっています。驚異的な普及率だと思います。

TOTO社の温水洗浄便座「ウォシュレット」について、前回に引き続き、TOTO株式会社広報部にお聞きしたことをもとに説明します。

ウォシュレットにはコンパクト化や省エネ化、おしりを洗う噴射角43度など、様々な技術が凝縮されているのですが、今回私が注目するのは、おしりを洗う水の節水化です。

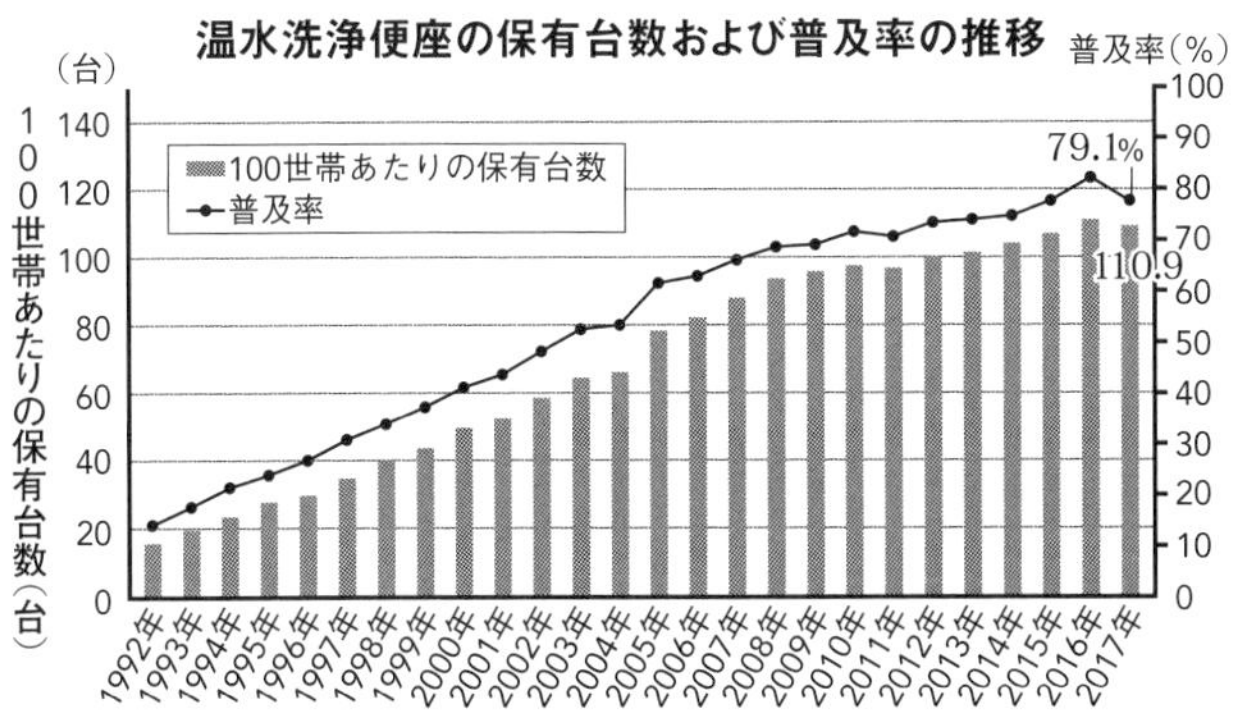


出典:消費動向調査（内閣府）
グラフは一般世帯の普及率、保有状況を示している。
一般世帯とは全国の一般世帯のうち外国人・学生・施設等入居世帯、世帯人員が一人の単身世帯を除く世帯を指す。
普及率とは所有している世帯数の割合、保有数量とは100世帯あたりの保有台数を指す

ウォシュレットで1分間に使用する水量は最も使用水量の多かったモデルに比べて約3分の1の430ミリリットルにまで節水化されているのです！

ただ、お話を聞いてみると、430ミリリットルという数値は、節水化を追究して得られた数字ではないということがわかりました。

ではどこから導き出された数値かというと、まず、おしりを洗うときに心地よく感じる最適な水温は、研究の結果「37・5度」と判明。次に、私たちの住宅で使用できる電力は、ブレーカーの容量から1200Wと決まっています。この1200Wの電力で瞬間的に温水にできる水量の上限が1分間に430ミリ

リットルだったのです。

つまり、目指す水温と、それに使える電力が決まっていたので、使える水の量も自ずと限界が設定されたということです。ちなみに、ヒーターを使って瞬間的に加熱して温水をつくる方式を「瞬間式」と言います。

ちょっと待てよ、温水タンクに溜めておいて必要なときに使用する「貯湯式」なら、節水の必要がないと思った方、するどいです。貯湯式の場合、温水タンク容量を大きくすればば、たっぷり使うことができます。

ですが、瞬間式には「湯切れしない」「タンクがない分、コンパクト化できる」「貯湯式より省電力」というメリットがあります。

そこでＴＯＴＯ社は、４３０ミリリットルでたっぷり感をもたらす瞬間式の吐水技術を開発することにしたのです。

節水技術として候補にあがったのは「①空気を混ぜて噴射する」「②水をドリルのように振動させて広範囲に噴射する」「③鉄砲の玉のように連射して噴射する」の３つです。

キッチンやシャワーなどでは、空気を混ぜて吐水する技術が用いられているため、①かな、と思ったのですが、答えは、なんと③でした！

空気を混ぜるとどうしてもやさしい噴射になってしまうし、振動させると節水量に限界があって目標の430ミリリットルまで達しなかったそうです。よって、3番目の選択肢が選ばれました。

「おしりに連射」と言われると、なんだか不快な感じがしますよね。

でも、ここからが水を操る技術の見せどころです。TOTO社は、人の感覚器を調査し、おしりが感じ取れないぐらいの間隔で連射することを決めました。ものすごく速く連射することで、おしりはレーザービームのように撃たれていると感じてしまいます。

では、どのように水を操っているのでしょう？　実は、水流の途中に小さな電動ポンプがあって、1秒間に100回、スピードを変化させています。こうすると、先に出た遅いスピードの水に、あとから出た速いスピードの水が追いついて、重なったところで水玉ができることになります。

この水玉がちょうど肛門の位置でできるように設定すると、水玉が連続的に、というよりレーザービームのように、ドドドーッと肛門にあたることになります。

**1秒間に水玉を100回連射する洗浄技術**

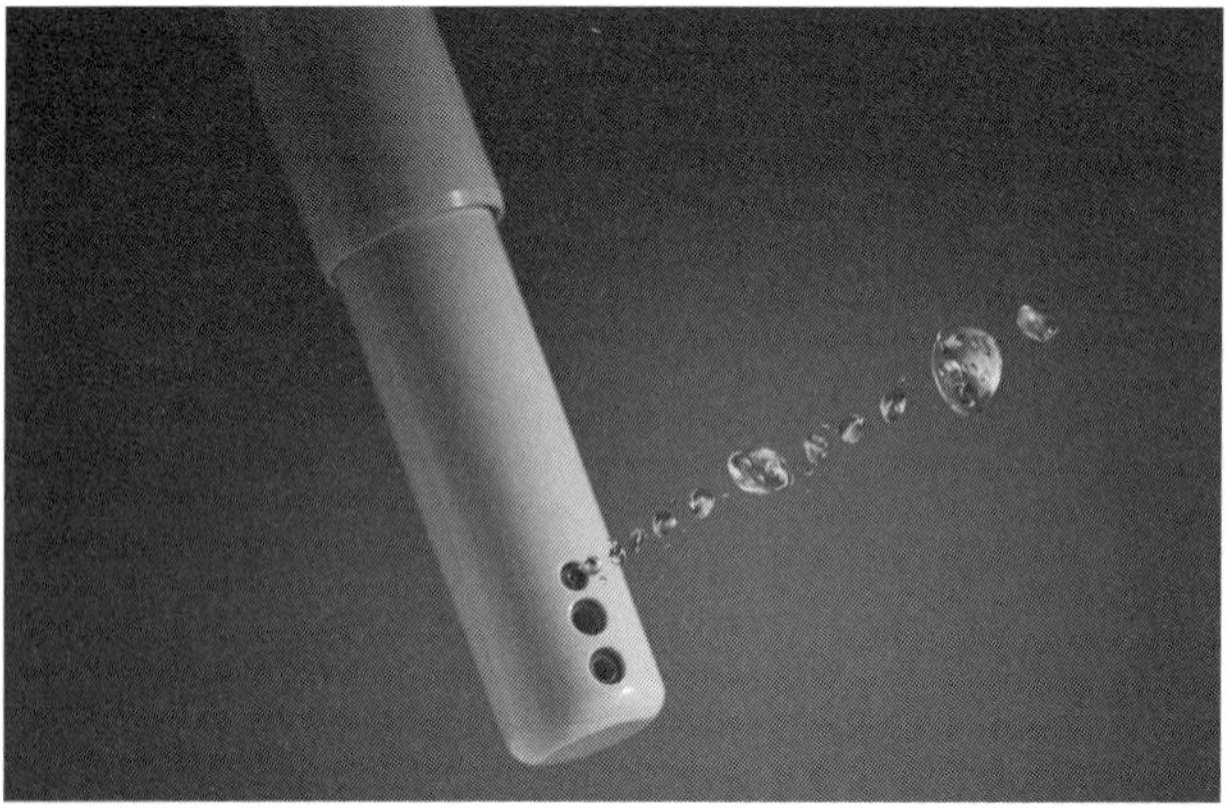

提供:TOTO株式会社

これをノズルの噴射ポイントから肛門までの約6センチメートルの距離でやっているのです!

決められた水量をキープしながら、強力でしかも浴び心地が良いって、ミラクルだと思います。

世界には、おしりを紙で拭くのではなく、水洗いする文化があります。温水洗浄便座は、そういった文化圏にも広がっていく可能性がありますね。

最後に、温水洗浄便座にまつわるエピソードをひとつ紹介します。

私には電動車いすユーザーの知人がいます。彼は握力が極端に弱く、せいぜい名刺を持つのが精一杯です。

**連続して送り出される水玉**

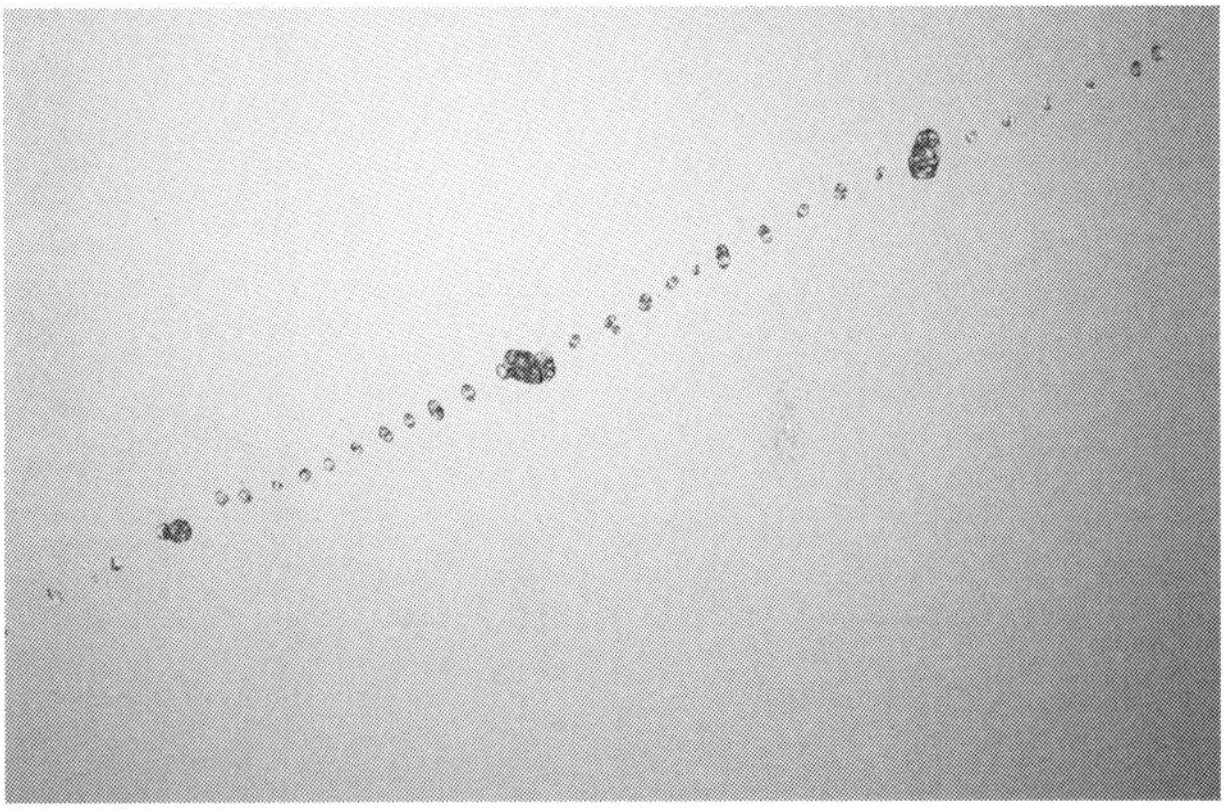

提供：TOTO株式会社

握力がほとんどないということは、トイレットペーパーを巻き取って、それでおしりを拭くことはできません。つまり、彼は常に誰かにおしりを拭いてもらわなければならないのです。そんなのって、嫌ですよね。

そんな彼が「俺、温水洗浄便座があれば、一人でトイレに行けるんだよ」と言ったことが忘れられません。

もともと温水洗浄便座は、自分で拭けない人などのために開発された製品です。多様性社会を実現するためには、多様なニーズを受け止められるトイレが必要です。

そういう意味でも、温水洗浄便座はもっと普及してほしいと思います。

# 日本一過酷な富士山のトイレ事情

## 富士山のトイレは2カ月間で60トン

日本で一番高い山と言えば、富士山です。

日本では知らない人はいないぐらい有名な山ですよね。

２０１３年には世界文化遺産に登録され、国内外から毎年多くの人が登ります。

では、毎年何人が登っているか知っていますか？

環境省関東地方環境事務所のホームページによると、平成29年では28万４８６２人となっています。過去のデータも見てみると、おおよそ30万人くらいという感じです。

ちなみに富士山は登山時期が7月〜8月に限られているため、この数字は２カ月間の登山者数になります。

ここで気になるのは、もちろんトイレです。

トイレと言えば、便器に流す水、うんちとおしっこを運ぶための下水道が必要になりますが、富士山には水がありません（山麓の伏流水などは別です）。

**富士山の登山者数の推移**

| | 2013年 | 2014年 | 2015年 | 2016年 | 2017年 |
|---|---|---|---|---|---|
| 全登山者数(人) | 310,721 | 277,494 | 230,348 | 245,675 | 284,862(116.0%) |
| 吉田ルート | 179,720 | 170,947 | 136,587 | 151,969 | 172,657(113.6%) |
| 須走ルート | 36,508 | 31,626 | 23,122 | 20,277 | 23,475(115.8%) |
| 御殿場ルート | 17,709 | 15,150 | 15,123 | 15,339 | 18,411(120.0%) |
| 富士宮ルート | 76,784 | 59,771 | 55,516 | 58,090 | 70,319(121.1%) |

出典：環境省関東地方環境事務所
http://kanto.env.go.jp/pre_2017/29.htmlより編集部作成

2013年は7月1日〜8月31日
2014、2015年は吉田ルート(7月1日〜9月14日)、須走ルート、御殿場ルート、富士宮ルート(7月10日〜9月10日)
2016、2017年は吉田ルート(7月1日〜9月10日)、須走ルート、御殿場ルート、富士宮ルート(7月10日〜9月10日)
2014年は雪のため、御殿場ルートについては7月10日に六合目まで開通(全線開通は18日)、富士宮ルートは7月10日に8合目まで開通(全線開通は18日)

もちろん、下水道もありません。電気は発電機を使うしかありませんし、雷や強風、落石、雪崩、低温など、気象条件の過酷さは日本でもトップレベルでしょう。

しかも、1年のうちでトイレを使うのは2カ月間のみで、その期間に30万人の利用者が集中するのです。

30万人が利用するということは、どんなに少なく見積もっても30万回分のうんちやおしっこを受け入れなければいけないのです！

仮に1回200ミリリットルだとしても、60トンです！

## かつては垂れ流しだった富士山のトイレ

では、富士山のトイレはどうやって大量の

うんちやおしっこを処理しているのでしょうか。

実は、２０００年頃までの富士山では、うんちやおしっこはほとんどが垂れ流しだったのです。

どういう仕組みかと言うと、当時の富士山の山小屋トイレのほとんどは、水を使わないボットン式のトイレで、登山者のうんちやおしっこは、このボットン式トイレに溜められていました。

そして閉山後、誰もいなくなった山肌に向かってボットン式トイレの便槽の蓋が開かれるのです。

すると、うんちやおしっこ、ティッシュペーパーなどがド～ッと流れていきます。

うんちやおしっこは、富士山の岩盤にしみ込んでいきますが、ティッシュペーパーやごみは山肌にこびりついてしまい「白い川」と呼ばれるほどで、衛生的にも環境的にも、深刻な状況となりました。

これではマズイということになり、１９９６年頃、富士山のトイレ問題を解決するため、山小屋、行政、研究者、企業が力を合わせたトイレ改善の取り組みが始まりました。

その後、１９９９年に山のトイレ整備に対する環境省の補助制度ができたことが追い風となり、２００６年には富士山のすべてのトイレが環境に配慮したタイプに改善されたのです。

## 富士山で使われている特別なトイレとは

私たちが日ごろ使っているトイレの多くは、下水道に流すか、もしくは浄化槽と呼ばれる設備で処理をしたあと、河川等に放流します。

一方、ここで言う環境に配慮したトイレとは、微生物や物理化学的な技術によってうんちやおしっこを処理するトイレのことを指し、汚水などを外に排出しないのが特徴です。これら処理装置が備わっているトイレのことを、私たちは「自己処理型トイレ」と呼んでいます。

この自己処理型トイレの登場で、もううんちやおしっこを山肌に流さなくてもよくなりました。これは大きな改善です。

富士山に設置されている自己処理型トイレには、「うんちやおしっこと洗浄水を処理して循環再利用するタイプ」「うんちやおしっこをバーナーで燃焼して灰にしてしまうタイプ」「水は使わずに、うんちとおしっこを分離する便器（次ページ写真）を用いて、うんちはそ

## 自己処理型トイレ

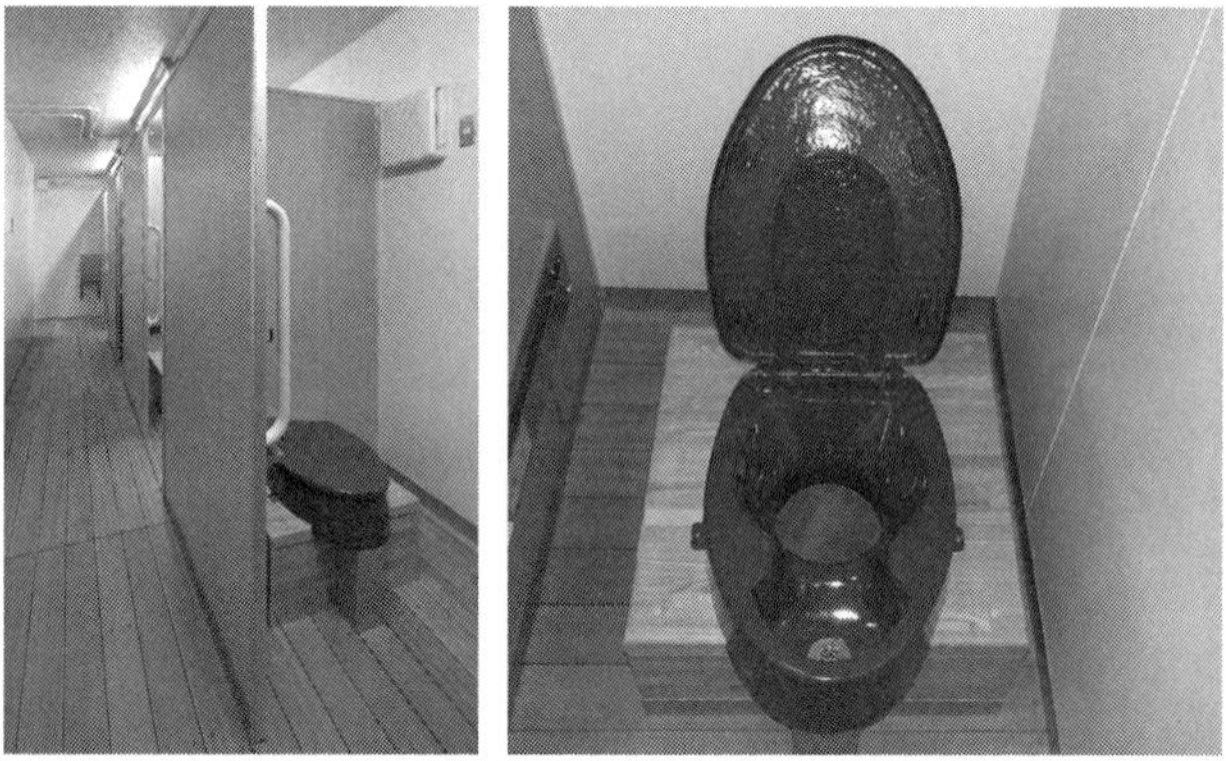

山梨県富士吉田市 富士山 七合目
提供：大央電設工業株式会社

ば殻と混合・攪拌することで分解し、処理するうえで余分なおしっこは別のタンクに溜めて下界に搬送するタイプ」などがあります。

これらの自己処理型トイレは、山岳地や山麓、海岸、離島などの自然地域で、上下水道、商用電源、道路等のインフラの整備が不十分な地域、または自然環境の保全に配慮が必要な地域において導入されています。

自己処理型トイレは、下水道でも浄化槽でもない新しいタイプのため、性能評価の方法が確立されていません。

そこで環境省は、自己処理型トイレに対して、開発者でも利用者でもない第三者機関によって客観的なデータを調査・公表する取り組みを行っています。環境省のホームページには、28の技術データ（2018年5月時点）が公開されていますので、参考にしてください。

今後、自己処理型トイレを新たなトイレ技術として普及させていくためには、専門的なメンテナンスを実施する体制をつくることが必要です。

また、短期間に設計能力を超えて利用が集中すると処理が追い付かなくなるため、そのあたりの対策も検討する必要があります。

さらには、自己処理型トイレに限ったことではありませんが、快適なトイレ環境を維持するためには、費用がかかります。

その費用を「トイレ利用料」としてもらうのか、「入山料」としてもらうのか、もしくは入山制限で対応するのかについても考えていかなければなりません。

富士山は、日本を代表する世界文化遺産であること、また、過酷な自然環境および利用条件であることから、ここで成果を出すことができれば、国内の自然地域への適応はもちろんのこと、世界へのアピールが可能だと思います。

そういった意味でも、富士山のトイレには注目したいですし、快適性と環境保全を両立させた日本のテクノロジーとしてのさらなる発展にも期待したいところです。

# オフィスのトイレはインターネットで快適になる

## インターネットにつながるトイレ

「IoT」という言葉を聞いたことがありますか？

IoTとは、「Internet of Things」の略です。

Wikipediaでは、以下のように説明されています。


様々な『モノ（物）』がインターネットに接続され（単に繋がるだけではなく、モノがインターネットのように繋がる）、情報交換することにより相互に制御する仕組み

しかし今回紹介するのは、IoTはIoTでも、「Internet of toilet」です。

これは富士通九州システムズが開発したトイレ混雑緩和・看守りサービスの名称です。

どのようなサービスなのかを説明する前に、このサービスが生まれるに至った背景について触れたいと思います。

## Internet of toilet開発秘話

富士通九州システムズは、従業員の満足度を向上させることを目的として、アンケートを実施しました。すると、集められたアンケートには、「仕事中、トイレに行っても空いていないことが多い」「もっとトイレの数を増やしてほしい」という声が多くあったそうです。総務部への切実な要望です。

このとき、当時の社屋のトイレを調べたところ、１００人以上の従業員に対してトイレは男女各3個室だったとのことです。

一見、足りていそうな感じですが、従業員のうち女性は10％だったため、男性は90人で3個室ということになります。

詳細はP96「オフィスのトイレの数はどう決めるのか」で後述しますが、国内においては、厚生労働省事務所衛生基準規則第17条1で決められています。

どのような内容かというと「男性用大便器は60人以内ごとに1個以上」というものです。ということは、規則上は足りていることになるのですが、実際はそうではなかったのです。

「デスクワークなどの社内業務で職場に残る社員が多いこと」「出勤後や昼食後などには利用が集中すること」などが影響し、トイレ難民が多数発生していました。

富士通九州システムズは、ITの会社です。しかも、未来社会ソリューション本部という、IoTやAIを活用して社会にある様々な問題を解決することを目指している部署があります。この課題を見過ごすわけにはいきません。

課題の解決に向けて白羽の矢が立ったのが、デジタルサービス開発部マネージャーの常盤さんです。常盤さんは、困りごとの解決が大好きな根っからのエンジニアです。

すぐさま関係者へのヒアリングを重ね、簡易コンピュータのRaspberry Piを使って試作機を作り、試行錯誤を経てシステムを完成させました。それがトイレ混雑緩和・看守りサービス「Internet of toilet」です。

## IoTの機能を紹介

通常は、仕事中に便意をもよおしたら、席を立って最寄りのトイレに向かいますが、個室の目の前まで行かないと、空いているかどうかはわかりません。

もし空いていなかったら、トイレから出て、階段を使って他の階に行かなければなりません。上の階に行くか、下の階に行くかは、運命の分かれ道です。

最大限の勘を働かせて向かった先のトイレも満室なんてことも少なくないですよね。

**Internet of toiletトイレ混雑緩和・看守りサービス**

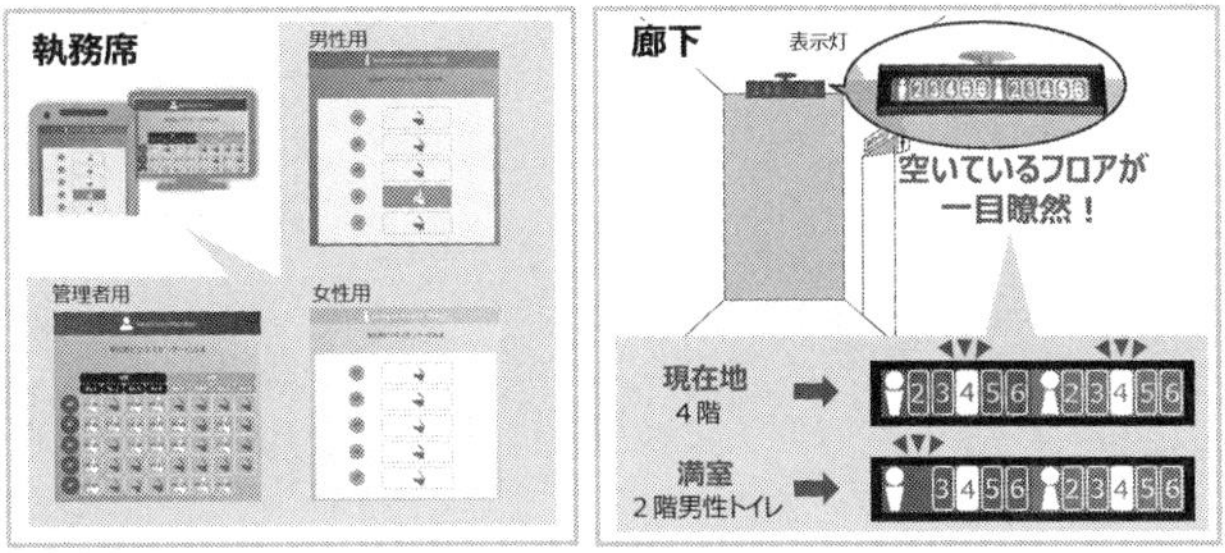


提供：富士通九州システムズ

ですが、もうそんな心配はいりません。

Internet of toiletでは、トイレの個室の扉にセンサーを取り付けることで、扉の開閉により使用の有無を判断します。使用状況は廊下に設置したトイレサインや、そして個人のＰＣやスマホで確認できます。

このシステムを活用すれば、オフィスのどこにいても各フロアのトイレの空き状況がわかるので、時間が有効に使われます。

しかも、廊下に設置されているトイレの満空サイネージにより、どのフロアのトイレが空いているかが一目瞭然です。「上の階に移動するか、下の階に移動するか」で迷うことはありません。

また、システム導入後の利用者の声にも耳を傾け、日々システムを改善しているそうです。

例えば、ＰＣやスマホの画面は、男性用と女性用で入口を分けました。女性のプライバシーに配慮した結果です。

さらに最近では、最寄りのトイレの個室が空いたときに、お知らせメールが届く機能まで追加され、どんどん進化しているようです。

常盤さんによると、このシステムを導入したことでトイレに行くまでの動線の効率化ができたとのこと。これぞ、トイレの最適化です。

設置後しばらくして、システムのメンテナンスでこのサービスを一時止めなければならないことがあったそうですが、そのときはクレームが殺到したそうです。それほどまでに必要とされているのですね。

このようにトイレの最適化に向けた技術はかなり進化しています。

排泄は生理現象ですし、我慢するのは身体にとってよくありません。

トイレに行きたくなったらストレスなく行ける環境をつくることはとても重要です。こういった技術が街中にも普及すれば、障がい者や子連れ、高齢者、外国人などが外出する際のサポートにもなります。

多機能トイレが混雑している、という状況改善に貢献できる可能性がありますね。

# トイレのビッグデータから見えること

## 5カ月で18万回のデータが集まる

「ＩｏＴ」の導入によりトイレの混雑が緩和され、職場環境が改善されたことは大きな成果ですが、それだけでなく、貴重なデータを得られることがわかりました。それは、日々のトイレ利用に関するデータです。これが蓄積されていくことで、トイレのビッグデータができあがっているのです。

これまでは、トイレの利用時間や利用回数を把握するためには、従業員一人ひとりに調査用紙を配布し、記入してもらっていました。実際、設備に関する学会でもそのような方法をとっていました。

ですが、富士通九州システムズが開発したシステムを運用することで、自動的に、かつ膨大なデータを把握することができるようになったのです。もちろん、個人を特定するようなデータではありませんよ。

次ページの表は、富士通九州システムズ・新社屋のトイレの数と在席人数です。

富士通九州システムズ・新社屋のトイレの数と在席人数

| | | 便房（男性用） | 在席人員（男性） | 便房1台あたり人数 | 便房（女性用） | 在席人員（女性） | 便房1台あたり人数 |
|---|---|---|---|---|---|---|---|
| 6F | 当社フロア | 4台 | 161人 | 40.25人 | 4台 | 37人 | 9.25人 |
| 5F | | 4台 | 166人 | 41.50人 | 4台 | 18人 | 4.50人 |
| 4F | | 4台 | 171人 | 42.75人 | 4台 | 37人 | 9.25人 |
| 3F | | 4台 | 216人 | 54.00人 | 4台 | 28人 | 7.00人 |
| 2F | | 4台 | 109人 | 27.25人 | 3台 | 49人 | 16.33人 |
| 1F | ビル共用 | 1台 | | – | 1台 | | – |
| 合計 | | 20台 | 823人 | 41.15人 | 19台 | 169人 | 8.89人 |

計992人の従業員が毎日、それも何回もトイレに行くので、かなりのデータになります。

2016年5月9日〜9月30日におけるトイレの個室の総利用者数と総利用時間を調べてみると次のようになります。

男性：利用者数1078880人　利用時間7565時間33分

女性：利用者数737767人　利用時間3638時間46分

つまり、1回あたりのトイレの個室の利用時間は、男性：4分12秒、女性：2分57秒となります。

男性が個室を利用する場合は、おおかた大便利用になりますが、女性の場合は大小便のいずれの場合も利用するため、結果として男性のほうが長くなるという結果になっています。

延べ約18万回のデータを短期間で集めるなんて、これまでは不可能でした。それが、いとも簡単にできてしまうのです。これは、すごいことだと思います。

## どの時間帯にどれだけ使われているか、ひと目でわかる

利用時間だけでなく、どの時間帯に最も多く利用されるか、トイレの個室はどの順番で利用されているかもわかります。

まずは、混雑する時間帯について。

次ページの図は、時間ごとの「空いている個室の平均値」です。

最も混雑するのは、午前10時頃と午後2時頃になります（始業は9時）。

ピーク時ですら平均10個室くらいは空いていることになります。

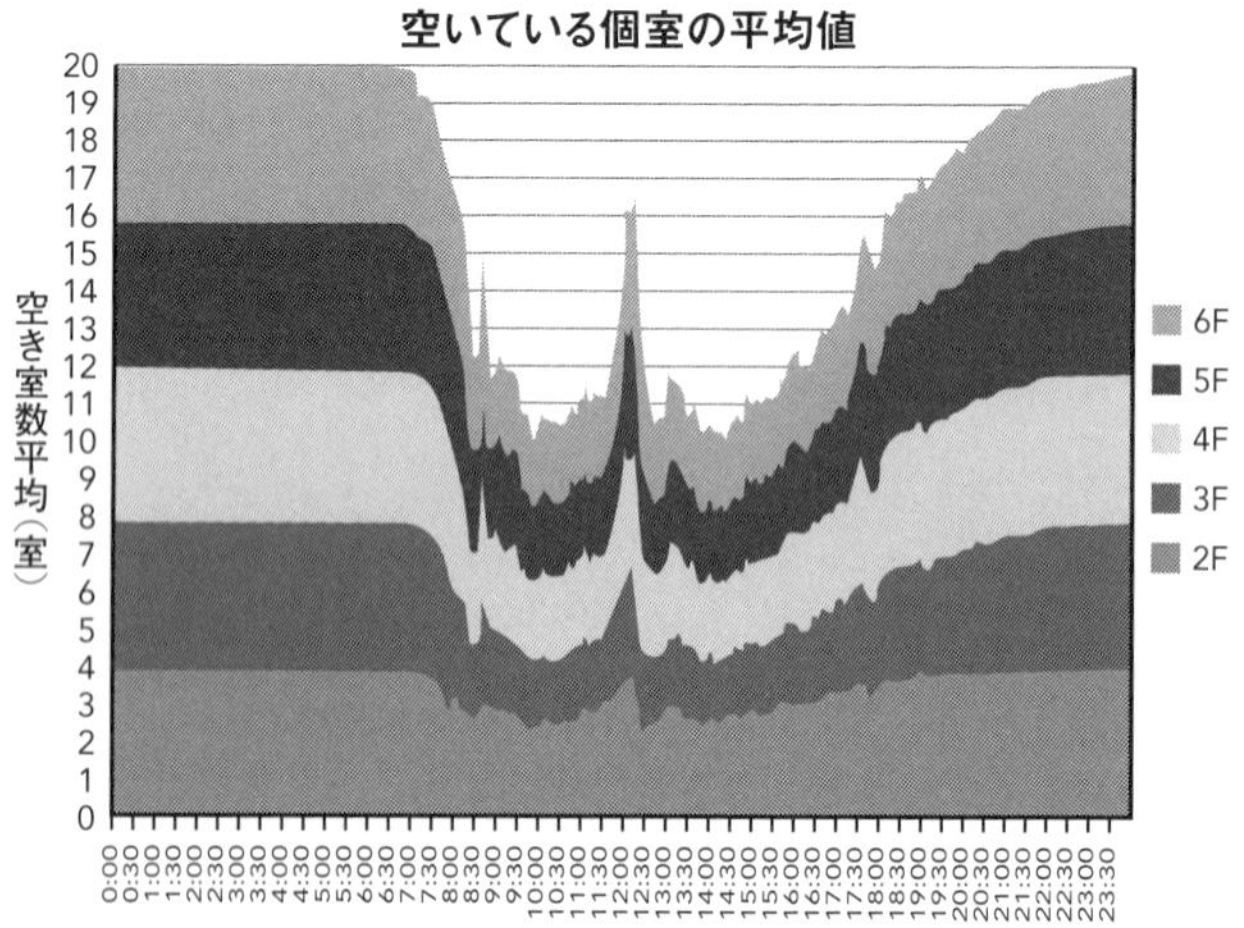


ということは、トイレの数って足りているんじゃないの？　という気がしてきます。

ですが、調査期間において男性用トイレの個室が満室を記録した回数は144日間で計248回、全個室満室の時間が最も長く続いたのは96秒でした。

平均値と利用実態をどのように捉えるかは今後の課題ですが、トイレの個室が空いていないという状況に遭遇する可能性は結構あるということです。

排泄は生きていくための生理的欲求ですし、同じ時間に出勤や昼食をとれば、トイレに行きたくなる時間も重なってきます。

そのため、理想としては混雑が予想される時間帯のみトイレを増やすことができればいいのですが、それは簡単なことではありません。

今できることとしては、私たちの行動を無理のない範囲で変えること、つまり、事前に情報を把握することで、満室になっているトイレに行かず、近い場所にある空室のあるトイレに行くことです。そうすれば、空いていないトイレの前でイライラしたり、あせってトイレを探し回ることもなくなると思います。


**個室はどの順番で埋まっていくのか？**


次に、「トイレの個室がどのような順番で利用されているか」というデータです。

それぞれのトイレの個室にセンサーがついているため、各個室の利用時間を見ることで、どの個室が埋まりやすいか、つまり人気があるかもわかります。

結果は、次ページの図に示すとおり（個室の番号は埋まっていく順番）、一番奥の個室が最も人気があることがわかりました。そこが空いてなければ一番手前、その次は奥から二番目、という順番で埋まっています。

両端の個室の利用頻度が高そうだということは経験則としてはわかっていましたが、実際の利用データでハッキリ示されるとすっきりしますね。

トイレの個室の利用頻度

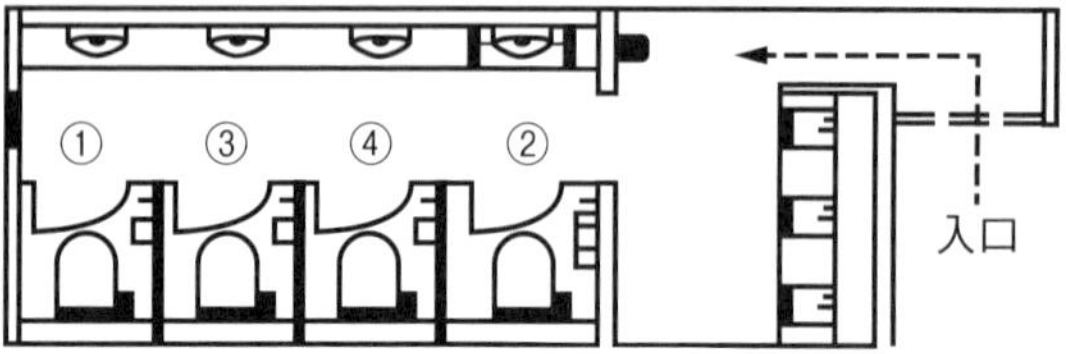


利用頻度が高い個室がわかれば、それにもとづいてトイレ掃除を工夫したり、よく使われる個室にはより汚れにくい床材や便器等を選ぶ、なんてことも効果的かもしれません。

**ネットにつながるもう1つの利点**

ここまでは主にトイレの効率的な利用について書きましたが、最後に1つだけ、大切なことを付け加えたいと思います。

「トイレ混雑緩和・看守りサービス」には、名前のとおり「看守り」という機能もあります。

各トイレが管理サーバーとつながったことで、ヘルプコールの受付も可能になりました。

富士通九州システムズの「Internet of toilet」では、自動ヘルプコールと手動ヘルプコールの2つのパターンがあります。

自動ヘルプコールとは、トイレ利用時間が30分を超過した際に、システムが自動的にアラートを出す仕組みです。

一方、手動ヘルプコールは、利用者がトイレ内に設置してある緊急ボタンを押すことで管理者のもとへアラートが行く仕組みです。

富士通九州システムズでは、実際に女性がトイレ内で気分が悪くなったケースがこれまでに2件ありましたが、ヘルプコールのおかげで早期に発見することができたため、事なきを得たそうです。

こういうことは、なかなか表に出てこない事例ですが、とても大切なことだと思います。

高齢社会では、働く方の年齢も高くなっていきます。人の目が届かないトイレで倒れてしまうと、致命的です。それをこのような技術がサポートしてくれるのはありがたいことだと思います。

ただ、あらゆることをデータで把握していくと、管理強化的な意味合いも出てきます。そうではなく、データをみんなで共有することでより良いトイレ環境づくりに活かしていきたいですね。

# 大腸がんの早期発見を可能にする未来のトイレ

## 大腸がんは男女ともに死亡数の多い病気

超高齢社会を生き抜かなければならない私たちにとって、病気予防は重要なテーマです。
厚生労働省の「平成28年（２０１６）人口動態統計（確定数）」によれば、２０１６年の死亡数は１３０万７７４８人で、死因別では、多い順に「悪性新生物（がん）」「心疾患」「肺炎」となっていました。

もちろん、私の関心事は「悪性新生物（がん）」の1つである「大腸がん」です。がんによる死亡数が多い部位を見てみると、「大腸」は男性の3位、女性の1位、合計でも2位となっています。これは見過ごせません。

がんにならないような生活を心がけることはもちろんですが、早期発見・早期治療も必要です。

ただ、大腸がんの検診と言えば……そうです、「検便」です。

検便をやったことがある人であれば、どのようなことをしなきゃいけないか、すぐにわ

**2016年のがんによる死亡数が多い部位**

| | 1位 | 2位 | 3位 | 4位 | 5位 |
|---|---|---|---|---|---|
| 男性 | 肺 | 胃 | 大腸 | 肝臓 | 膵臓 |
| 女性 | 大腸 | 肺 | 膵臓 | 胃 | 乳房 |
| 男女計 | 肺 | 大腸 | 胃 | 膵臓 | 肝臓 |

出典：最新がん統計（国立がん研究センター）
https://ganjoho.jp/reg_stat/statistics/stat/summary.html

かりますよね。これがなかなかハードルが高いようで、検診率を上げる壁になっているようです。

検査するためには、うんちを採取して病院に持っていかなければなりません。

念のため検便の仕方を確認しましょう。まず、便器の中に専用の紙を敷きます。うんちが水の中に沈んでしまったら、うんちを採取できないからです。

続いて、専用のキットを用いてうんちを採取します。先っぽがスクリューのようになっている棒で採取するので、ブスッ、ブスッと、うんちを刺したくなると思いますが、それはダメです。うんちの表面を撫でるようにうす～くこすり取るのが正しい方法です。

なぜなら、うんちの検査は、うんちに血が混じっていないかどうかを確認するのがポイントだからです。

大腸がんは大腸の内側（うんちが通る側）の粘膜にできるので、そこをうんちが通るときに出血して、うんちの表面に血が付きます。

それを確認するために、うんちの表面部分を採取することが必要なのです。

ただ、この一連の作業って、敬遠されがちですよね。

なにせ、うんちをいじるのは慣れていませんから。

そこで、今回は、トイレでいつものようにうんちをするだけで、血が混じっているかどうかをチェックできるトイレ、その名もシンギュラリティトイレ「ＧＡＩＡ（ガイア）※仮称」を、沖縄のインターネットベンチャーである琉球インタラクティブさんと共同で開発している石井洋介さん（医師）に話を伺いました。

石井さんは、若いときに大腸がんを患ったことをきっかけに、自らが外科医となり、在宅医療や外来、そして日本うんこ学会の会長として課金の代わりに日々のうんこの状態を報告するソーシャルゲーム「うんコレ」を制作するなど、多彩な才能の持ち主です。

## シンギュラリティトイレ「GAIA」の仕組み

いったい、GAIAとはどのような装置なのでしょうか？

まずは、うんちに混じっている血（ヘモグロビン）を検知する仕組みを説明します。

ポイントは「赤外線」にあります。

GAIAでは「赤外分光法」という赤外線を利用した手法を使っています。

赤外分光法とは、赤外線を対象の物質に照射して跳ね返ってきたところを測定する方法で、分子の種類によって反射の具合が変わってくるため、物質にどの分子が含まれているかがわかる、というものです。

つまり、ヘモグロビンが含まれていた場合の赤外線の跳ね返り方がわかっていれば、うんちの中に血が混じっているかどうかを判断できるのです。

詳細はここでは明かせないのですが、赤外分光法のうんちへの応用を石井さんたちが思いついたのは、医学ではなく、農学の先生たちとディスカッションをしている中でのことだったそうです。

まったく別の分野の技術がうんちの現場で使われるのは、とてもおもしろいですね！

すでにマッシュポテトや家畜の便などに含まれる微量のヘモグロビンを計測するプロト

タイプは完成しており、現在は実際のうんちを使用しながら、ＧＡＩＡの商品化に向けて実験をしている段階だそうです。

理論的には可能でも、実際に家のトイレで使えるようになるまでには、まだ課題が残っています。

それは、うんちの出方には個人差があり、同じ人でもその日その日で出方が異なっている、ということです。

石井さんも実際に実験をしてみて「うんちが肛門から出て便器に落ちるまでの軌道は人によってかなりのバリエーションがあるうえに、同一人物でもそのときの座り方によって異なるので捉えにくい」ということに気づいたそうです。

その他にもいくつかの課題は残っていますが、このＧＡＩＡが製品化すれば、かなり画期的です。

なぜなら、普段は医師ですらなかなか見ることのない〝うんちの情報〟を常にウォッチすることができ、病気のリスク発見につながる可能性も出てくるからです。

その他、ＧＡＩＡではうんちの含水率（硬さや柔らかさ）もわかるので、便秘チェックにもつながります。Ｐ15で紹介した「ブリストル便形状スケール」が自動的に判別できるかもしれないのです。

大腸がんの早期発見はもちろんですが、うんちの状況を毎日ログすることができるので、食事や運動、睡眠データと関連付けることで、腸内環境を日々の生活にフィードバックすることが可能になり、新たな健康管理ツールの誕生も期待できます。

未来のトイレはうんちをするだけの場所ではなく、デイリー人間ドックになりそうですね！

# 第3章

# 社会の中のうんち

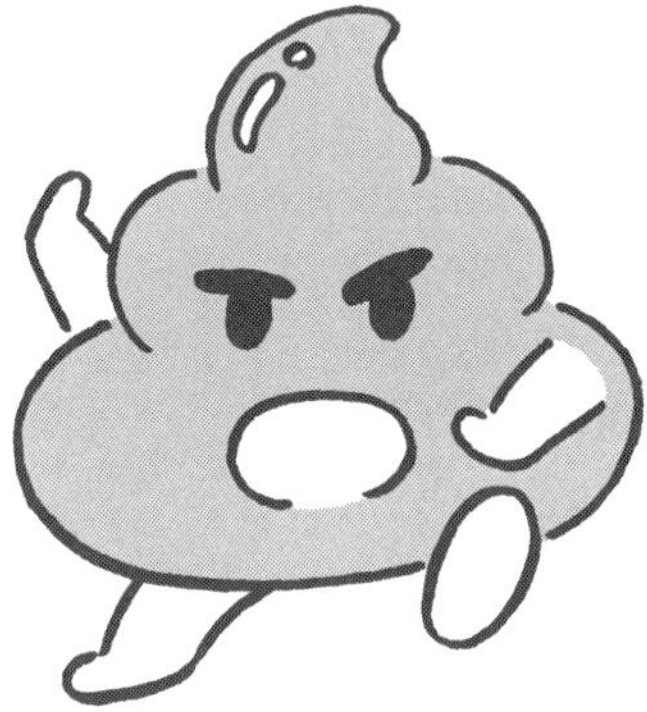

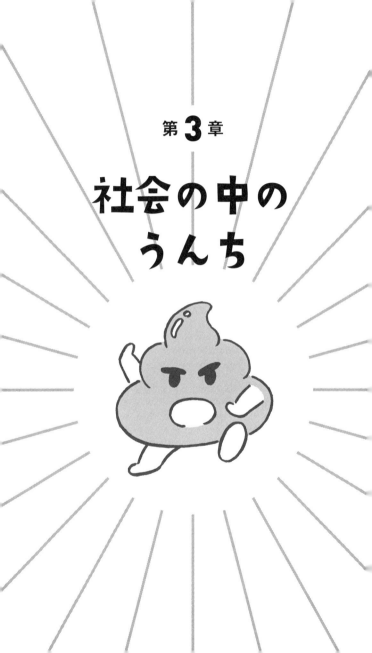

# トイレがなければ仕事もできない！

## オフィスのトイレの数はどう決めるのか

オフィスにはトイレが必要です。

そりゃそうですよね。もし、トイレがなければ、オフィスに滞在する時間が限られてしまいます。

P30で書いたように、1日の排尿の回数は、だいたい5〜7回です。

ということは、起きている時間を仮に16時間とすると、2〜3時間に1回、トイレに行くことになります。

つまり、トイレに行かずにその場に滞在できるのは2〜3時間くらいということです。

ですが、それではオフィスで落ち着いて仕事ができません。

では、どのくらいの数の便器が必要なのでしょうか？

多すぎれば過剰投資ですし、少なすぎればトイレ混雑を引き起こします。

みなさんも「トイレ待ち」は経験したことがありますよね。余裕を持って待っているときならよいのですが、切迫している状況でトイレが空いていないとパニックになります。

そこで、今回はトイレの必要数の計算方法について紹介します。

建物のトイレの面積は主に便器の数で決まりますし、給排水設備の設計にも影響するので、便器の算定はとても大切なことです。

## 便器の数に関する法令が存在する

算定方法の前に知っておいてもらいたいことがあります。

それは、便器の必要数に関する法令です。

オフィスでは男女の雇用割合がある程度わかりますので、以下のようにそれぞれ算定することが基本となります。

・厚生労働省事務所衛生基準規則第17条1
男性用と女性用に区別すること
男性用大便器：同時に就業する男性労働者60人以内ごとに1個以上
男性用小便器：同時に就業する男性労働者30人以内ごとに1個以上

女性用便器：同時に就業する女性労働者20人以内ごとに1個以上
・同上　第18条
洗面設備を設置しなければならない（個数の規定はない）

これは最低でもクリアしなくてはならない基準です。

ちょっと話がそれますが、空気調和・衛生工学会の給排水衛生設備規準・同解説の技術要項に掲載されている例題では、2000年版までは「男女比80％：20％」という仮設定がなされていましたが、2009年版は「50％：50％」に見直しがされています。これも時代を物語っていますね。

ちなみに、先日お会いした西イングランド大学のクララ・グリード教授によれば「ずっと長い間、女性はトイレ設備の不公平に苦しんできた。以前のロンドンのトイレはひどかった」と力説していました。

**必要便器数の算定式はこれだ！**

それでは、本題の便器数の算定について。

## オフィスの必要便器数算定条件表

| | | 到着率 [人/min・100人] | 占有時間 [s] | 待ち時間の評価尺度(注) | | |
|---|---|---|---|---|---|---|
| | | | | レベル1 | レベル2 | レベル3 |
| 事務所 | 男子大便器 | 0.130 | 300 | P(>10)<0.05 | P(>60)<0.05 | P(>120)<0.05 |
| | 男子小便器 | 0.600 | 30 | P(> 0)<0.01 | P(>10)<0.01 | P(> 30)<0.01 |
| | 男子洗面器 | 0.700 | 20 | P(> 0)<0.01 | P(>10)<0.01 | P(> 20)<0.01 |
| | 女子便器 | 0.600 | 90 | P(>10)<0.01 | P(>40)<0.05 | P(> 90)<0.01 |
| | 女子洗面器 | 1.000 | 30 | P(> 0)<0.01 | P(>10)<0.01 | P(> 30)<0.01 |

出典:社団法人空気調和・衛生工学会SHASE-S　206-2009
(注)の( )内の時間は待ち時間(s)を、右の値は確率を表す。

この算定方法は、1983年12月に空気調和・衛生工学会の「適正器具数小委員会報告書」としてまとめられた内容がもとになっています。このときの専門誌を見てみると、各種の法令による基準や研究による提案値などが混在して、どれを採用すべきか判断に苦しむ場合も少なくなかったので、この課題解決のために作成したという記述があります。

具体的な方法は以下になります。

まず、オフィスは「任意利用形態」の建物として位置づけられているので、それに対応した算定条件表を用います。

任意利用形態とは、いつでもトイレを自由に利用できる形態のことを指します。逆に、劇場や学校など、休み時間や休憩時間のみ利

## 占有時間実測値

| 建物種別 | 調査者 | 男子 大便器 | 男子 小便器 | 男子 洗面・手洗い器 | 女子 便器 | 女子 洗面・手洗い器 | 備考 | |
|---|---|---|---|---|---|---|---|---|
| 事務所 | A | 397<br>[400] | 32<br>[30] | [10]<br>[20]<br>[75] | 94<br>[90] | [120]<br>[30]<br>[300] | | |
| | B | 281<br>282[a]<br>400<br>265 | 32<br>32<br>40<br>32 | 21<br>20<br>20<br>19 | 91<br>90<br>200<br>120<br>97 | 30<br>28<br>200<br>120<br>28 | a)小便器満員の場合は、大便器を小便に使うので、平均使用時間が短くなる傾向がある | |
| | C | 246<br>(206) | 29<br>(30) | 22[b],12[c]<br>(20),(10) | 73[d]<br>(60) | 17[c]<br>(15) | b)大便器使用後の使用<br>c)小便器使用後の使用<br>d)小便器として使用したもの | 平均値<br>( )内は<br>中央値 |
| | D | 225<br>(210) | 29<br>(30) | 31<br>(30) | 49[d]<br>(20) | 23<br>(20) | | |
| | E | 308<br>(315) | 29<br>(30) | 27[b],16[c]<br>(26),(15) | | | | |
| | F | 400<br>273.6 | 30<br>32.4 | 20<br>19.9 | 90<br>91.8 | 120<br>29.5 | | |

出典：空気調和・衛生工学1984-7VOL.58 NO.7
[　]内は採用された例を示す。調査著者は編集部で変更

用するタイプは「限定利用形態」と呼ばれ、計算方法が異なります。

この条件表には、到着率、占有時間、待ち時間の評価尺度が示されています。

到着率とは、その施設を利用する人数が100人の場合に1分間にトイレを利用する人数を示しています。

占有時間は、便器を使用している時間のことです。男子は1回あたりに大便器を5分使うという意味です。占有時間については実測値を採用しているので、おそらく当時の学会誌に掲載されている上の表から設定したと思われます。

## 適正器具数の算定図

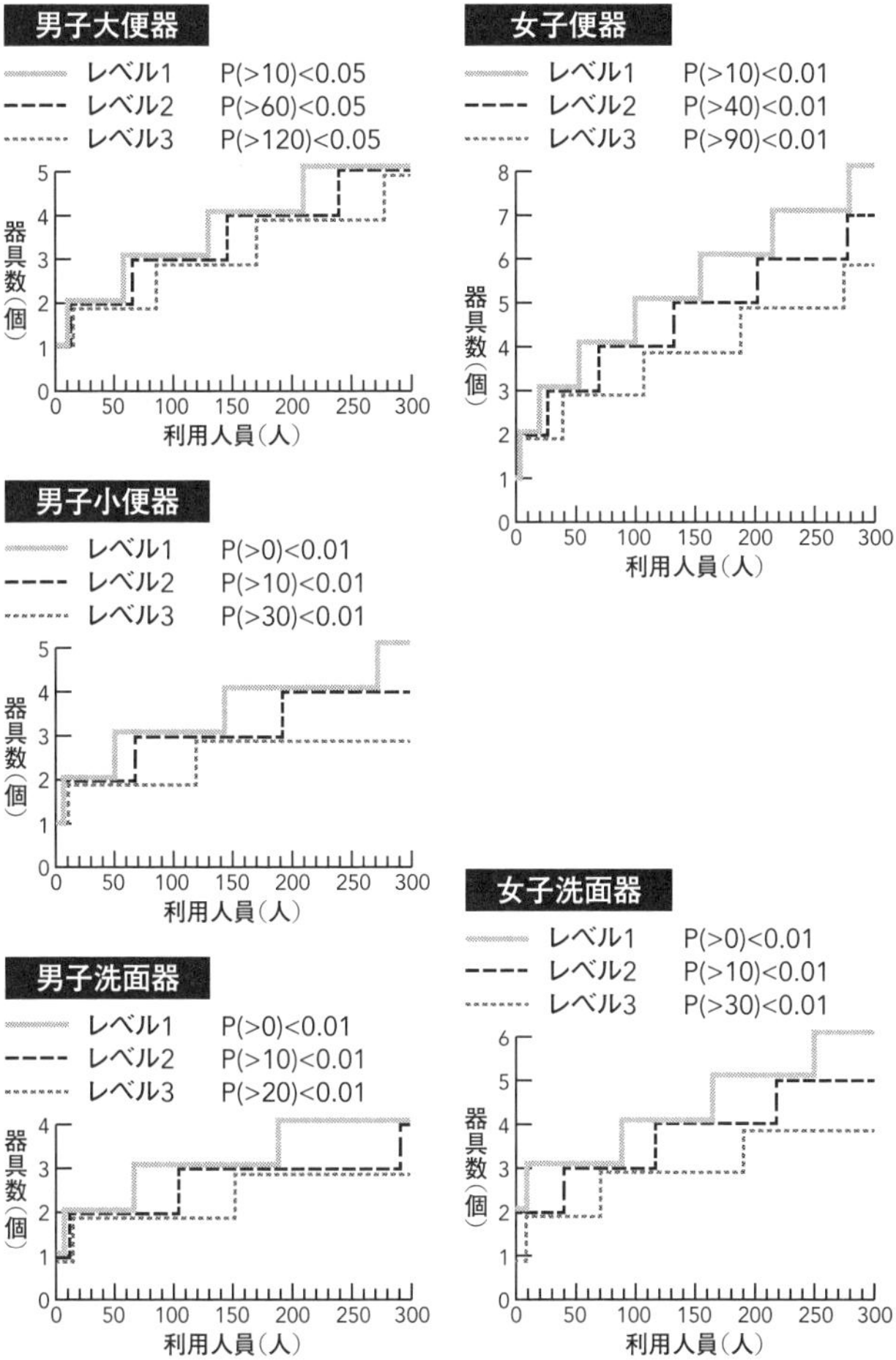


出典:事務所の適正器具数（LIXIL）
社団法人空気調和・衛生工学会のデータをもとに作成

そして、待ち時間の評価尺度は、サービスレベルとも呼ばれており、「どのくらいの時間を待たせるか」という指標です。レベル1は「ゆとりのある器具数」、レベル2は「標準的な器具数」、レベル3は「最低限度の器具数」です。

つまり、男子大便器の場合、10秒より長く待つ確率が5％未満になるようにするのがレベル1になります。

ちなみに、村川三郎氏が昭和59年8月に空気調和・衛生工学に掲載したデータによれば、事務所のトイレ混雑時に許容できる平均待ち時間は、大小便とも女性よりも男性のほうが短く、男性に関しては、大便（75・8秒）のほうが小便（42・7秒）に比べて30秒ほど長くなっていますが、女性ではそれほど差異が見られませんでした。

これらを踏まえて、適正器具数の算定図（前ページ）から必要数を決めることになります。

ただし、この報告書で示されているのは、事務所、百貨店・量販店、寄宿舎、病院（病棟）、劇場、学校の6つに限られており、設計者は「対象とする範囲で、便所に設置する衛生器具の利用人員とその男女の割合は、適切に予測するものとする」と記されています。

つまり、「この算定方法を使っていいけど、しっかり現場のニーズや状況を把握して考えてくださいね」ということです。

それにしても、先人たちの研究は素晴らしいです。

排便は生理現象でそのときによって緊急度も異なりますが、待てば待つほどイライラは募りますよね。

トイレの快適性は、健康面だけでなく生産性にも大きく影響します。

施設の大規模化や用途の多様化、ジェンダーフリーなど、新たなニーズも生まれています。

トイレを設計する方々には、これまでの研究成果を存分に活かすとともに、ぜひ綿密な実態調査を踏まえて計画してほしいです。

## 世界一美しい羽田空港のトイレの秘密

### 3年連続「世界一清潔な空港」に選ばれる

公共のトイレと言えば、汚れていたり、臭かったりと残念なイメージがありますが、そんなマイナスイメージを吹き飛ばしてくれるトイレがあります。

それは、羽田空港旅客ターミナルのトイレです。

羽田空港旅客ターミナルは、SKYTRAX社が実施する２０１８年国際空港評価において、空港の清潔さなどを評価する「The World's Cleanest Airports（世界の清潔な空港ランキング）部門」で第1位を獲得しました。

羽田空港が清潔さの部門で1位に選ばれたのは、これで3年連続です。

国や文化を越えて、たくさんの人が利用する場で、世界一の清潔さをキープするのは、かなりすごいことです。

ちなみに、SKYTRAX社というのは、イギリスに拠点を置く航空サービスリサーチの会社で、世界の空港や航空会社の評価を行っています。１００以上の国・地域の１３７３万人

**世界の清潔な空港ランキング**

| | |
|---|---|
| 1位 | 東京国際空港（羽田） |
| 2位 | 中部国際空港 |
| 3位 | 仁川国際空港 |
| 4位 | 台湾桃園国際空港 |
| 5位 | シンガポール・チャンギ国際空港 |
| 6位 | 成田国際空港 |
| 7位 | 香港国際空港 |
| 8位 | チューリッヒ空港 |
| 9位 | ハマド国際空港 |
| 10位 | ヘルシンキ国際空港 |

出典：2018 World Airport Awards

による顧客調査がベースとなっているようです。

世界一清潔な空港のトイレは、常にきれいな状態が保たれています。そんな羽田空港国際線旅客ターミナルのトイレの清潔さの秘密に迫りたいと思います。

トイレを清潔に保つためには掃除が欠かせません。

一口に掃除と言っても、人数、道具、方法など、様々な要素があります。

世界で一番清潔な空港であることを示す「The World's Cleanest Airports部門」において、3年連続1位ですから、きっとびっくりするような道具があるに違いありません。

もしかしたら、私たちの知らないところで

トイレロボットが活躍しているかもしれません。

そこで、羽田空港国際線旅客ターミナルを管理している東京国際空港ターミナル株式会社と、トイレ清掃の実務を担っている日本空港テクノ株式会社の方々に話を伺ってきました。

## 羽田のトイレはなぜ清潔なのか？

羽田空港で、どのような清掃がされているのかを知る前に、まず、羽田空港のトイレの概略を確認しておきましょう。

羽田空港には国内線（第1・第2）の旅客ターミナルと国際線の旅客ターミナルがあり、今回取材した国際線旅客ターミナルには、利用者向けのトイレは全部で57カ所、職員用はトイレが別になっていて54カ所あります。

大便器は計665基、小便器は計376基、すべての便器を合計すると1041基にもなります。

これらすべてのトイレを、1日あたり50～55人の清掃担当者が巡回しています。よく使われる、清掃頻度の多いトイレは、1時間も空けずに清掃が行われているそうです。

**羽田空港のトイレの概略**

| | | |
|---|---|---|
| 旅客用:57カ所 | 大便器:416基 | 男子:137(うち和式43)、女子:206(うち和式44)、多機能:73 |
| | 小便器:262基 | 男子:220、女子(子ども用):42 |
| 職員用:54カ所 | 大便器:249基 | 男子:94、女子:138、多機能:17 |
| | 小便器:114基 | 男子:114 |

さて、本題のトイレ掃除方法をお聞きしてみると、消耗品の補充、ごみ回収、手すりや棚の拭き掃除、便器や洗面台、そして、床は濡れていない状態にすることや鏡の水はねを拭きとるなど、丁寧な内容になっていますが、特に変わったところはありませんでした。

道具についても一般的なものばかりでした。

世界一の秘密は、いったいどこにあるのでしょうか？

話を聞き進めていくと、掃除方法ではなく対応するスピードにポイントがあることがわかりました。

つまり、「汚れてしまうことは避けられないので、その汚れをとにかく早くきれいにする」ということです。

どんなにきれいに掃除をしたとしても、自分が使う前の人が汚してしまったら、「トイレが汚れている！」というイメージしか残りませんからね。

羽田空港では通常の巡回清掃以外に、汚れの連絡があれば24時間いつでも対応可能な体制が取られています。

職員が汚れを発見すると、まずは管理室に連絡がいきます。そこから清掃責任者を経由して清掃担当者に連絡が届き、現場で対応する仕組みになっています。

汚れを発見してから10分以内に対応を完了するという目標があり、これまでのトイレにおける対応実績では、なんと平均9分だそうです。

このルールはトイレに限らず、空港施設内全般に適用されています。

世界一清潔な空港は、汚れやごみの早期発見と早期対応によって保たれているということですね。

**スタッフ全員が清掃員**

お話を伺っている中で、心にジーンとくるお言葉がありました。

「空港管理スタッフ、全員が清掃員という姿勢で取り組んでいます。空港は自分の家ですから」

これには気持ちだけではなく、行動が伴っています。実際に全職員がごみ袋を携帯しており、簡単な汚れやごみならば、その場で対応してしまうのです。

世界一の秘密は、ここにあったのですね。

**職員が携帯しているごみ袋**

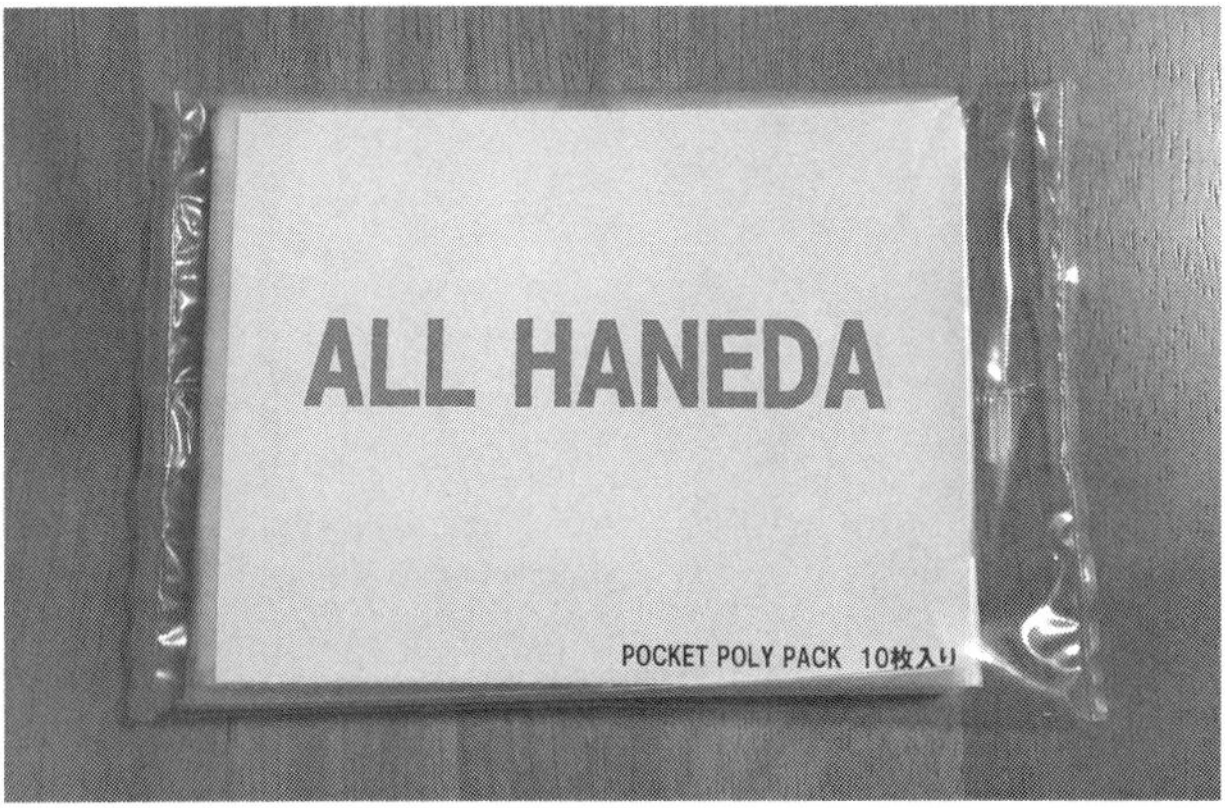


袋にはALL HANEDAの文字が

私たちはどうしても技術や道具など、目に見えるものに頼りがちですが、清潔な環境や雰囲気づくりを支えているのは、職員一人ひとりの思いと行動だったのです。

これこそ日本らしい「おもてなし」だと思います。

# 羽田空港の最新トイレ混雑対策

## トイレ待ちはイライラのもと

ここからは羽田空港国際線旅客ターミナルの混雑対策について解説していきます。

羽田空港国際線旅客ターミナルは、２０１０年に使用開始されたのですが、その当時は年間６００～７００万人の旅客数を想定していました。

その後、都心に近いという地の利もありビジネス利用を中心に利用客は伸び続け、２０１７年度には１７００万人と、当初想定の倍以上の数にまで達しました。

利用者が増えるのは空港としてはよいことだと思いますが、トイレ的には負荷がかかります。

なぜかというと、利用者が増えるほどトイレは混雑し、混雑するほど利用者のイライラが募ります。イライラするとトイレを汚しやすくなるし、混雑すると掃除しづらいので、さらに汚れます。

トイレサービスを向上させるため、また、待たせず気持ちよく使ってもらうためにも、混雑の緩和が不可欠です。

増え続ける利用者に対して、空港はどのように対応しているのでしょうか？

## すべてのトイレが混雑しているわけではない

まず、トイレがどのように配置されているかを説明します。

国際線旅客ターミナル内では、どこからでもほぼ90秒以内にトイレにアクセスできるよう配置されているとのことです。人の歩く速度を毎分60メートル（青信号の時間設定の基準）として計算すると、およそ90メートルごとにトイレが配置されていることになります。

ちなみに、東京都の「生活者の視点に立ったトイレ整備の指針」では、半径400〜500メートルを目安とした圏内にトイレを整備することが望ましいとなっています。街なかの整備目安なので、そのまま比較するわけにはいきませんが、羽田空港旅客ターミナルのトイレはかなり充実していることがわかります。

また、それぞれのトイレの便器の数も、大型機が発着するスポットの近くは多くするなど、できるだけ混雑が生じないように配慮されています。

それでも空港の出国審査を終えた場所、荷物を受け取るターンテーブルのある場所、荷物を受け取ったあとにロビーに出た場所の3カ所のトイレは、混雑してしまうことがあります。

空港利用者に気持ちよくトイレを使ってもらうため、国際線旅客ターミナルでは2018年4月から、混雑する一部のトイレに、近くのトイレも含めた空室・満室状況がわかるサインを設置しました。

もともと、空港は左右に長い構造をしていて、端に行けば行くほどトイレは空いていきます。

つまり、中央付近が満室になっていたとしても、ちょっとだけ先に進めば、空室があることがほとんどです。

**どこのトイレに行けば良いかがひと目でわかる!**

この構造を利用して開発された装置が次ページの「トイレの満空&誘導サイン」です。通路を歩きながらサインを見れば、そのトイレが空いているのか満室なのかが一目瞭然です。

さらに、満室の場合でも次のトイレにスムーズに移動できるように、近くのトイレの位置と距離が示されています。

　これを見れば、利用者は安心して空いているトイレに移動できます。

　おまけですが、満空の表示には、懐かしい反転フラップ式案内表示のデザインが取り入れられていて、表示がパタパタと回転しながら変わります。

　このように、羽田空港国際線旅客ターミナルは、さまざまな工夫を凝らしてスムーズなトイレ利用を実現することで、利用者が時間を有効活用できるよう取り組んでいます。

　今後は、タッチパネル方式で利用者がトイレ評価をできる仕組みも検討しているとのことです。

トイレの満空＆誘導サイン

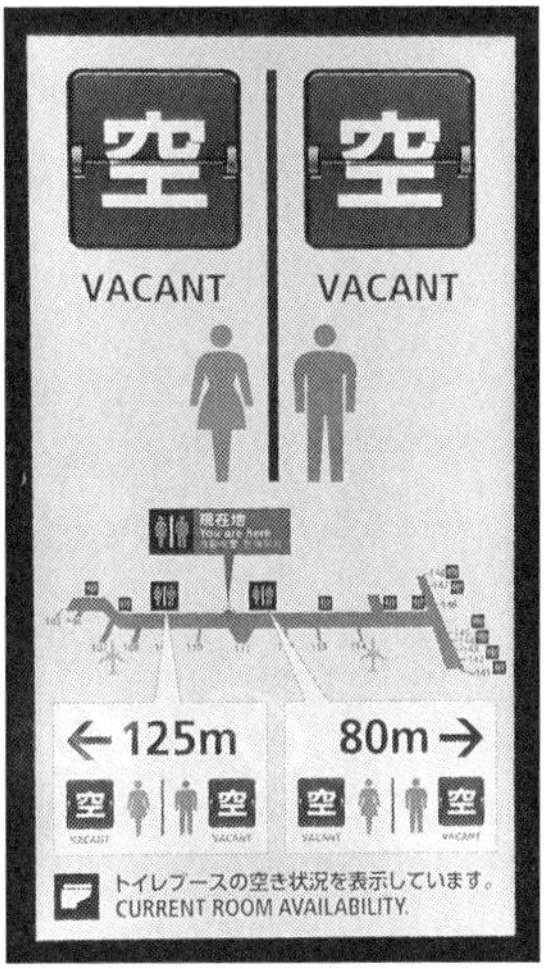


　あせらずゆったりとトイレを使ってもらい、かつ混雑させないことは、清潔さにもつながっているのです。
　羽田空港国際線旅客ターミナルに行ったら、ぜひ、世界一清潔な空港のトイレを使ってみてください。

# サービスエリアのトイレはすごい

## 量と質を兼ね備えた女性用トイレ

駅や商業施設、観光地などで、男性用トイレは比較的空いているのに、女性用トイレがものすごく混んでる、という光景を見たことありますよね。

では、女性用トイレが混雑する理由は何でしょうか？

最大の理由は、数が少ないからです。

そりゃそうですよね。需要と供給のバランスが合っていないのです。

Ｐ１００に掲載した、ある事務所でのトイレの利用時間データを見ると男性の小便は平均30秒で、女性は平均90秒です。つまり、単純計算すると女性用トイレの便器数は男性より3倍多く必要になります。ですが、従来の公共トイレの多くは男女でそれぞれ同じ面積となっているため、結果的に女性用トイレの便器数に不足が生じるのです。

そんな中、女性用トイレが混まないように徹底的に取り組んでいる企業があります。

それは、高速道路のサービスエリアやパーキングエリア（以下、ＳＡ・ＰＡ）のトイレを担っている中日本高速道路株式会社東京支社です。

そういえば、最近のＳＡ・ＰＡは、それ自体が目的地になるほど、魅力的になっていると思いませんか？

この魅力を支える設備のひとつとして、快適なトイレがあったのです。

まず、便器の数については、「2分以上待つ状態が発生する確率を0・1％未満に抑える」という計算方法を開発し、それをもとに便器数が算出されています。

もちろん、それだけではありません。

量的対策の次は、質です。

ここで言う質とは、行動の質です。

どういうことかと言うと、空いているトイレの個室にスムーズにアクセスしてもらうことでトイレの個室全体の稼働率を上げ、トイレ待ち行列をできるだけつくらせないようにしているのです。

というのは、トイレの個室がたくさんあると、どのトイレが空いているのかがわかりにくくなって、奥のほうが空いていることに気づかずに並んでしまう状況が生まれます。

このような利用の偏りの改善に向けて、中日本高速道路株式会社東京支社は、心理的な効果を活用して奥の個室に誘導する取り組みを行っています。

## トイレで使われる3つの心理効果

それは、サバンナ効果、色彩効果、遠近効果という3つの効果。

1つ目は、サバンナ効果。

人は森の中で迷ったとき、明るい光が差し込む草原を見付けるとそこに向かって歩いていく傾向があります。明るい場所に注目が集まり、人の動きが誘導されることを「サバンナ効果」と呼び、店舗設計などでも活用されています。

一般的にトイレの奥のほうは暗くなりがちですので、そこに照明をあてることで、人が奥まで自然と進むように促します。

2つ目は、色彩効果。

同じ明るさで照らした場合、暖色のほうが心理的

**心理効果を利用したトイレの例1**

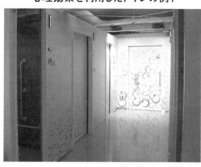

提供：中日本高速道路株式会社東京支社

**心理効果を利用したトイレの例2**

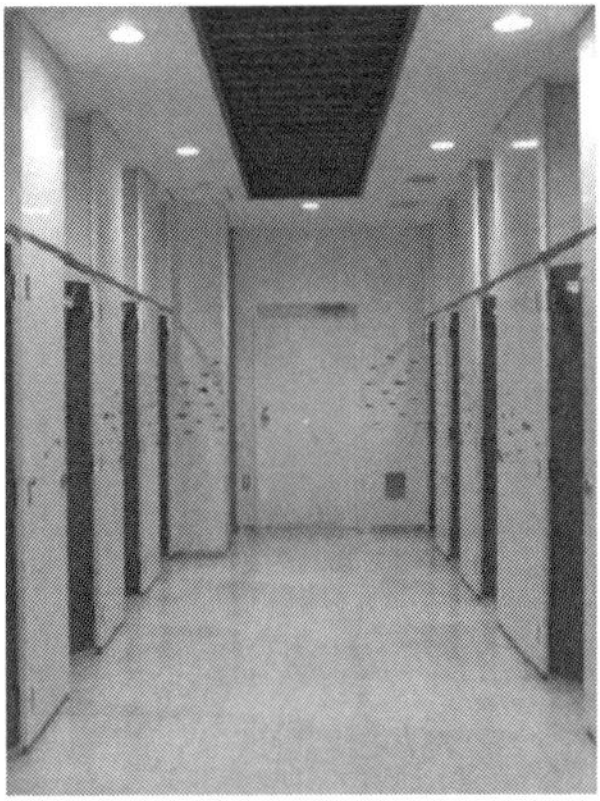

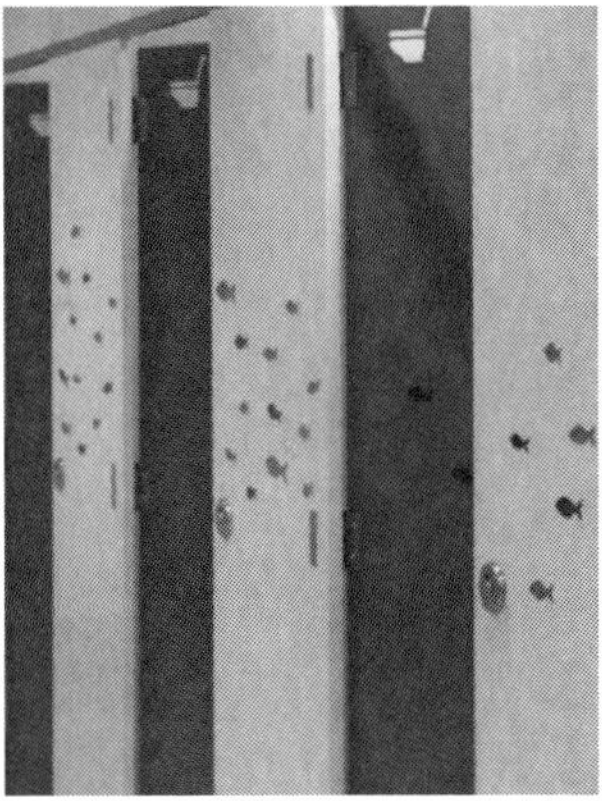

提供：中日本高速道路株式会社東京支社

に近くに感じる傾向があるので、暖色系の照明で照らしています。

3つ目は、遠近効果。

例えば上の写真では、連続する魚の群れのイラストに遠近効果を取り入れています。トイレの入口側は魚を少なめにして、奥に行くほど多くなっていくデザインにすることで、視線が誘導され、奥へと進むようになります。

中日本高速道路株式会社東京支社のデータによれば、以上の3つの心理的効果によって、手前のトイレ個室を利用していた人の約8％を奥の個室へと誘導することができました。

言い換えると、奥が空いているのに待ってしまうことを回避することにつながったのです。

空いているのに使われていないというのは残念なことです。せっかくトイレに投資しても無駄ですからね。

このトイレを実際に体験したい方は、ＥＸＰＡＳＡ富士川（下り）、愛鷹ＰＡ（上下）にぜひ行ってみてください！

## 参考文献

山本浩司、青木一也、貝戸清之、小林潔司：高速道路のサービス施設を対象とした最適窓口数決定モデル、建設マネジメント研究論文集、巻：16、ｐｐ・13－22、２００９・12）伊藤佑治、山本浩司、添田昌志、諫川輝之、大野隆造：高速道路休憩施設のトイレにおける待ち位置選択に影響を及ぼす空間的要因、日本建築学会計画系論文集、第80巻 第７１３号、ｐｐ・１５４７－１５５５、２０１５・７）

伊藤佑治、山本浩司、添田昌志、大野隆造：ログセンサーを用いた高速道路休憩施設のお手洗いの利用実態把握、日本建築学会技術報告集、第20巻 第44号、ｐｐ・２０３－２０６、２０１４・2

# トイレ待ちにはベストなポジションがある

## 利用者を「トイレ待ちのベスポジ」に誘導する工夫

トイレの混雑解消には、便器の数と適切な利用がポイントになります。

ここで言う適切な利用とは、そこにあるすべてのトイレをフル活用することです。

そのための対策の1つとして、前項では心理的効果について説明しました。

実は、適切な利用を促すためには、もう1つ重要な課題があります。

それは、「トイレに来た人を正しい待ち位置にいかにして誘導するか」です。

正しいトイレ待ちの位置とは、言い換えれば、安心してトイレを待つことができる場所です。

例えば「トイレが空いたらすぐにわかる」「あとから来た人に追い抜かれない」などの要素が考えられます。

コンビニのレジ待ちで、間違った場所に並んでしまっていて、あとから来た人が先にレジをすませてしまう、なんて経験ありますよね。それは不愉快なので是が非でも避けたいものです。

中日本高速道路株式会社東京支社のデータによると、満室になっているトイレに入ってきた人が、トイレが空いていないことを確認してトイレ待ちを始めるまでに、30秒以上もかかっている場合があるそうです。

さらに、空いているかどうかを確認するためにウロウロ歩く距離を測ってみると10メートル以上になっていることも！

つまり、私たちはトイレ待ちを開始するまでにかなり無駄な動きをしているのです。

そうこうしているうちに、あとから来た人が空いたトイレに入ってしまったらイライラするでしょうし、空いている個室に効率的にアプローチできていないこと自体が待ち行列をつくる原因にもなります。

そこで中日本高速道路株式会社東京支社では、様々なデータを分析することで、利用者が速やかにベストなポジションを確保してトイレ待ちを開始できるような取り組みを始めました。

トイレブース利用案内表示板

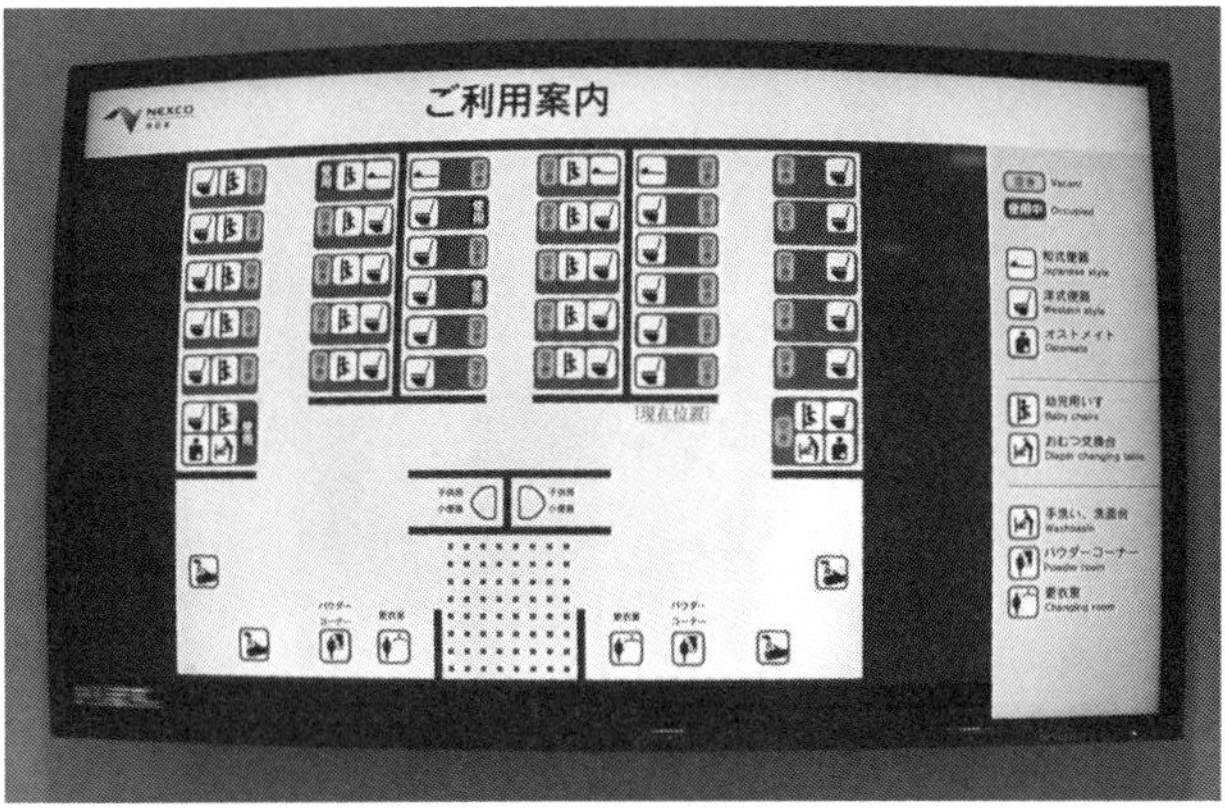


提供：中日本高速道路株式会社東京支社

## 「ベスポジ」を構成する3つの要素

トイレ待ちのベストポジションに必要な要素は以下の3つです。

### （1）目視による視界の確保

空いたトイレに速やかにアプローチするには、個室が空いたことが目視で、しかも瞬時にわかることが必要です。

つまり、全体を見渡せる場所が良いポジションです。

ただし、SA・PAのような広いトイレに入ってきた人が、すべての個室の満室、空室を目視でチェックするのは大変です。普通はウロウロしながら探すことになってしまいます。そんなことをさせないようにする機能が

「トイレブース利用案内表示板」です。

この案内表示があれば空いている個室の場所が一目瞭然です。

## (2) 抜かれない位置

せっかくトイレの満空状態がわかる位置に立っていても、あとから来た人に抜かれてしまっては、待っている意味がありません。

「トイレを待っているので自分の後ろに並んでね」ということをアピールできる位置で待つことが必要です。具体的には通路幅が狭くなっているコーナーや分岐点で、その先にトイレがある場所などが考えられます。

## (3) 空いた個室にアプローチしやすい

全体が見渡せて、あとから来た人に抜かれないとしても、空いたトイレからかなり離れていてはアプローチがしにくくなります。

できればどの個室にもアプローチしやすい位置が望ましいです。

以上の3つを満たす場所ならば、トイレを安心して待つことができ、効率的に利用することができます。

つまり、その位置に自然と誘導できるような空間デザインができればよいわけで、それこそが優れたトイレです。

全体の動きがわかる、裏をとられない、チャンスがあったら最短の距離でアクセスするって、なんだかサッカーのディフェンスのポジション取りのようですね（笑）

では、以上を満たすポジションをつくりだすには、どのように計画したらよいのでしょうか？

## 実際の改善例を見てみよう！

実際の平面計画EXPASA富士川（下り）を次ページに紹介します。

改善前はトイレ入口の間口が広く、図のAやCの位置でトイレ待ちをしていて、あとから来た人に追い抜かれてしまうことがありました。

かといって、Bのように奥の位置で待っていた場合、手前のトイレが空いたとき、他の人に先に入られてしまう可能性があります。

一方、改善後は「間仕切り」を設置して間口を狭くしました。Dの位置でトイレ待ちを

## 改善前と改善後のトイレ

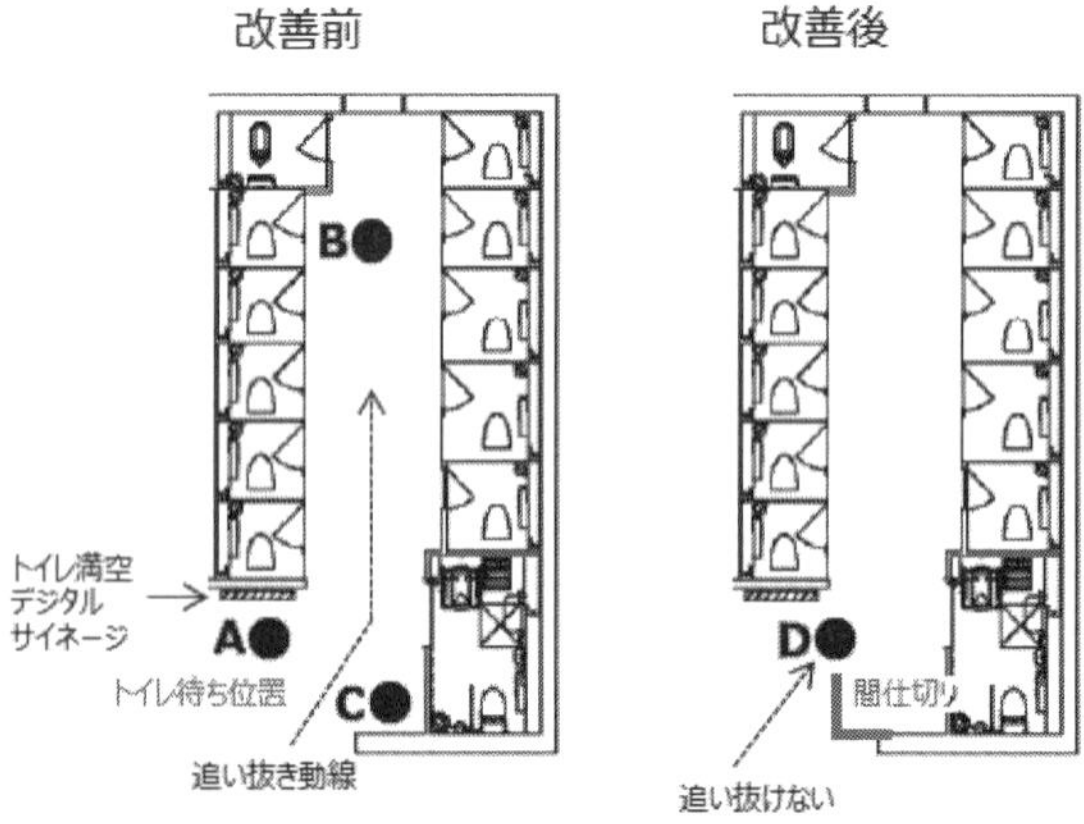


提供：中日本高速道路株式会社東京支社

## トイレ待ちのベストポジション「D」からの視界

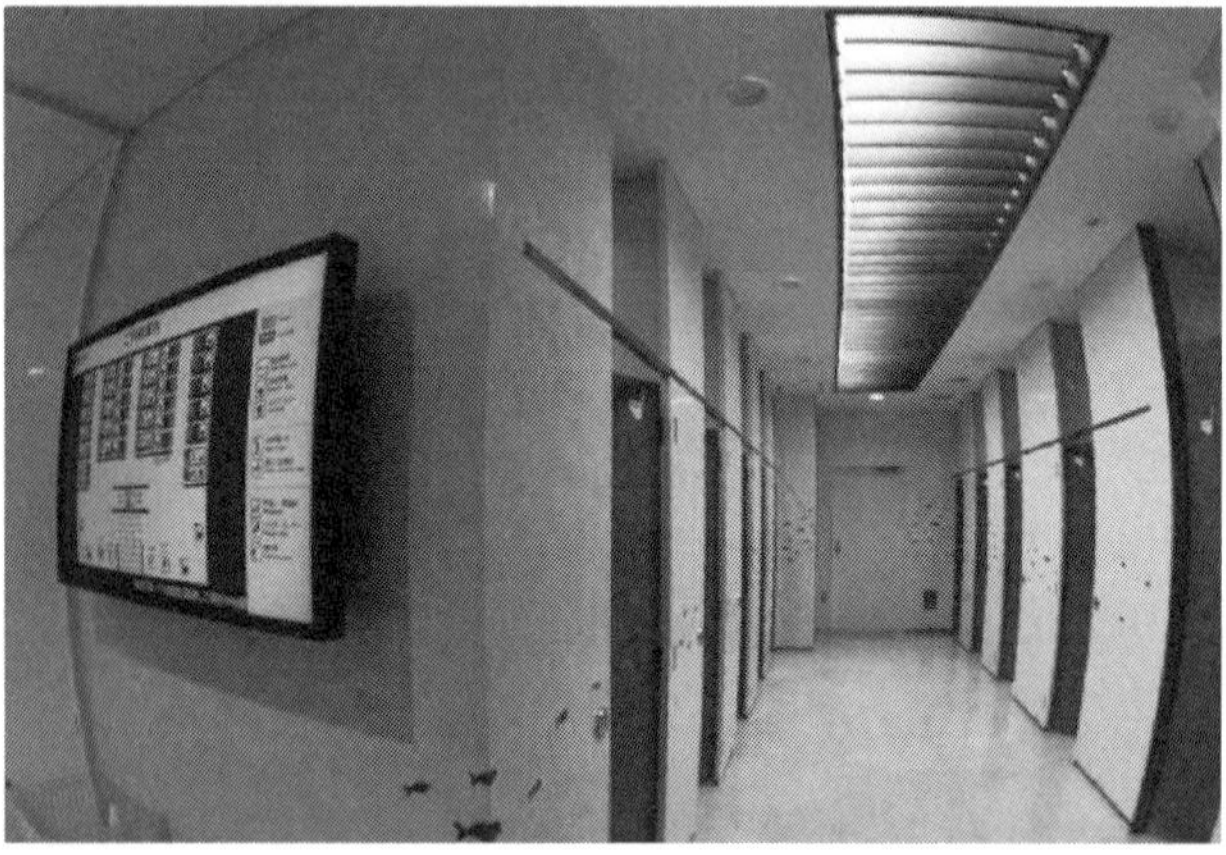

提供：中日本高速道路株式会社東京支社

すれば、あとから来た人に抜かされないですし、デジタルサイネージを横目で見ながら最新の利用状況を見渡すことも可能です。

　こうして、トイレ待ちのベストポジション「D」が誕生したのです。

　また、改善前の場合、最初に並ぶ人がトイレ待ちのベストポジションを獲得するまでに、かなりウロウロと歩き回っていました。


　次のページの図の楕円の中にある手書きのような線が利用者の移動の軌跡です。

　改善後はトイレ待ちのベストポジションをスムーズに獲得することができ、待ち行列の発生回数は16回から9回へ、追い抜き回数は4回から0回に減少しました。

　そして、ウロウロする距離については、5・7メートルから2・8メートルへと短縮されました。

　ちなみに、ウロウロする距離については、図の左下から測定を開始しています。

　計画と情報提供により、トイレ待ちのベストポジションが自然に獲得できるようになり、その結果、トイレ利用の快適化に貢献することにつながっています。

　ここでの研究&実証結果は、静岡県御殿場市にある東名高速道路・駒門PA（下り）の

**トイレ待ちのベストポジションとウロウロする距離**

改善前　　　　　　　　改善後

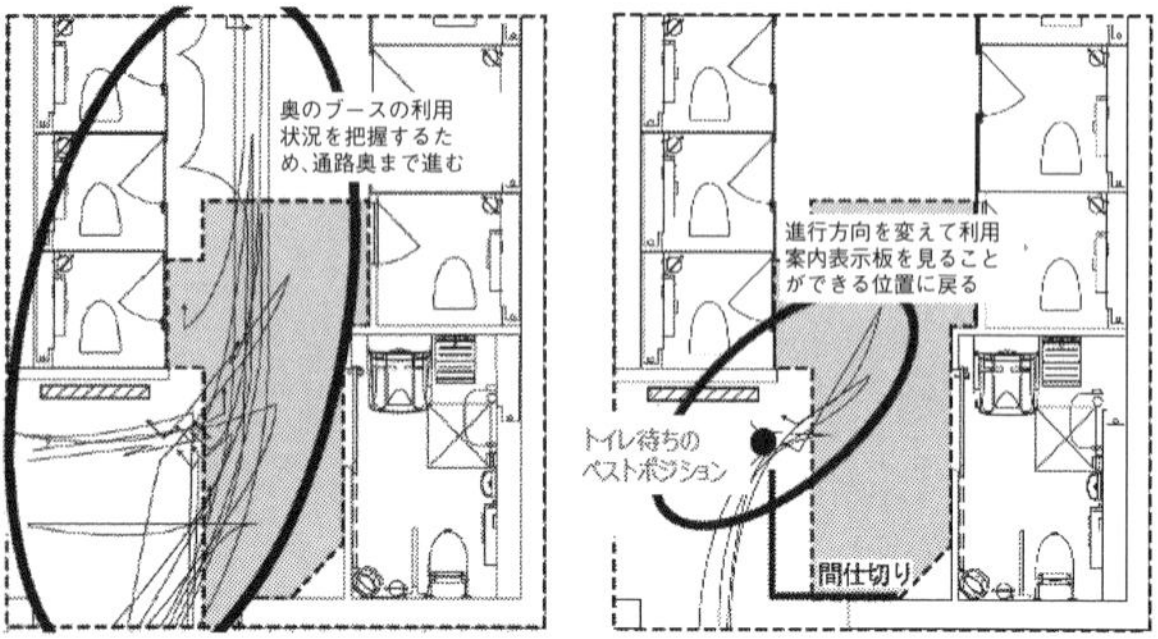


提供：中日本高速道路株式会社東京支社

トイレに活かされています。

トイレ待ちのベストポジションを体感したい方は、駒門ＰＡ（下り）にぜひ行ってみてください。

## 参考文献

伊藤佑治、山本浩司、添田昌志、諫川輝之、大野隆造：高速道路休憩施設のトイレにおける待ち位置選択に影響を及ぼす空間的要因、日本建築学会計画系論文集、第80巻 第713号、pp・1547－1555，2015・7）伊藤佑治、山本浩司、添田昌志、大野隆造：ログセンサーを用いた高速道路休憩施設のお手洗いの利用実態把握、日本建築学会技術報告集、第20巻 第44号、pp・203－206、2014・2）伊藤佑治　他：マルチエージェントシミュレーションによる高速道路休憩施設のトイレにおける空間計画の評価　その1　マルチエージェントシミュレーションの試行、日本建築学会大会学術講演梗概集、pp・651－652、2016・8）伊藤佑治　他：マルチエージェントシミュレーションによる高速道路休憩施設のトイレにおける空間計画の評価　その2　分岐点における経路選択の推計値と実績値の比較、日本建築学会大会学術講演梗概集、pp・627－628、2017・7）伊藤佑治　他：マルチエージェントシミュレーションによる高速道路休憩施設のトイレにおける空間計画の評価　その3　トイレブース選択モデルの構築および精度・汎用性の検証、日本建築学会大会学術講演梗概集、pp・765－766、2018・7

## これからのトイレは通路型より広場型

### トイレも平面計画が重要

トイレを使う側にとっては、そんなに意識したことはないかもしれませんが、平面計画はトイレの混雑解消と深い関わりがあります。

左の写真は新東名高速道路NEOPASA清水のトイレです。

このトイレは、2015年に政府が実施した「日本トイレ大賞」を受賞しています。

ちなみに、日本トイレ大賞というのは、有村治子・女性活躍担当大臣（当時）が快適な暮らしへの転換の象徴としてトイレに着目し「ジャパン・トイレ・チャレンジ」という政策を打ち出し、その一環として実施したものです。私は検討会のメンバーと審査員をさせていただきました。

では、本題の平面計画について説明します。

平面計画というのは、空間を設計する際のトイレ配置の方針のことです。

**新東名高速道路NEOPASA清水のトイレ**

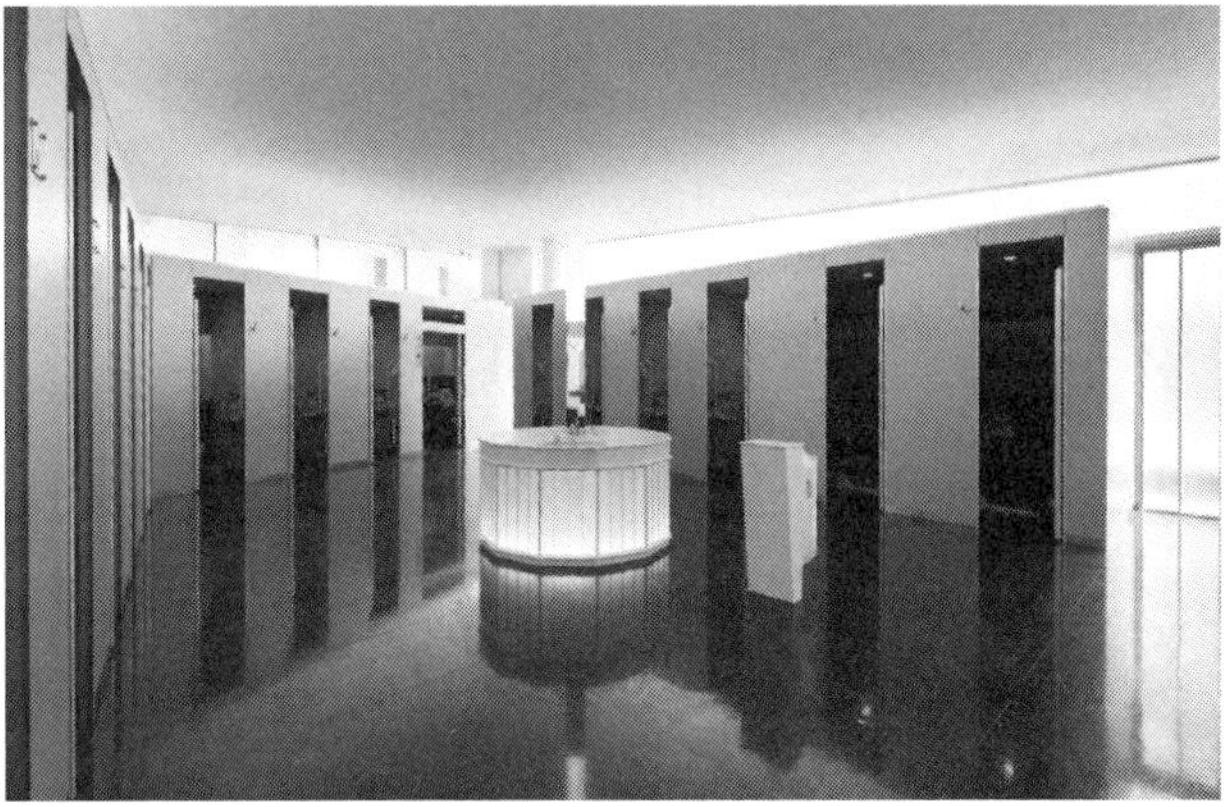

提供:中日本高速道路株式会社東京支社

マンションなどで1Kや2LDKという言葉を聞いたことがありますよね。Kはキッチン、Lはリビング、Dはダイニングです。これらをどのように配置するかが平面計画になります。

ただ、今回はトイレですのでリビングやダイニングはありません。個室や便器を通路に沿って1列に並べるのか、2列にするのか、または広場のようにぐるっと取り囲むように配置するのかなどを考えます。

次ページの図は、中日本高速道路のSA・PAにあるトイレの平面図です。通路型にはフォーク型とI型の2タイプがあります。

これまでのトイレは比較的通路型が多いように感じます。

**中日本高速道路のいくつかのSA・PAのトイレ平面図**

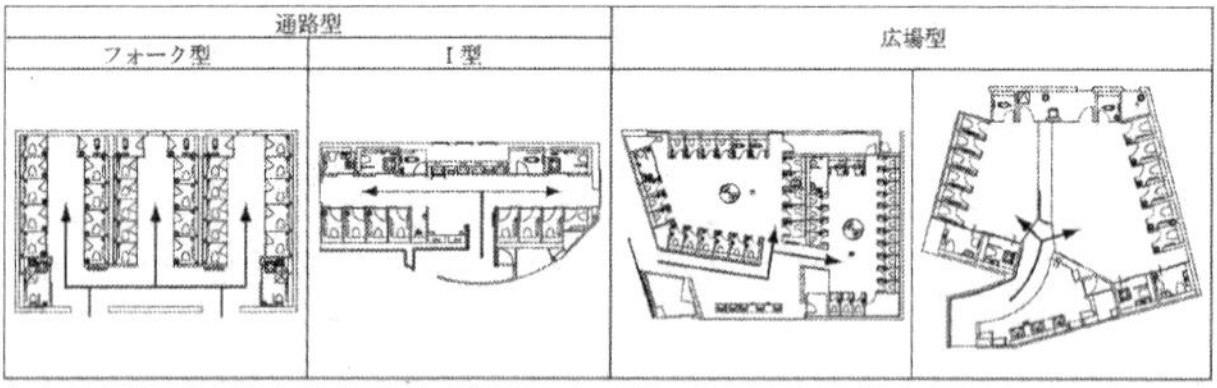


左からEXPASA富士川(下り)、愛鷹PA上り線、NEOPASA清水(下り)、NEOPASA駿河湾沼津(上り)
提供:中日本高速道路株式会社東京支社

同じ面積であれば、広場型よりも通路型のほうがトイレの個室を数多く配置できることが特徴です。「多くの人にスムーズに使ってもらうためには個室の数が多いほうがよい」と考えるのが一般的です。

ですが、ここに落とし穴がありました。

これまでも説明してきたように、数が多くても使われていないトイレがあっては意味がありません。すべての個室がフル稼働することが必要になります。

そこで中日本高速道路株式会社東京支社は、すべてのトイレを万遍なく使ってもらうには、通路型と広場型とどちらがよいのかを検証しました。

## 通路型と広場型、検証してわかったこと

それぞれのトイレの個室の扉にセンサーを設置し、開閉状況の把握から始めました。

**EXPASA富士川（下り）でのトイレの利用実態**

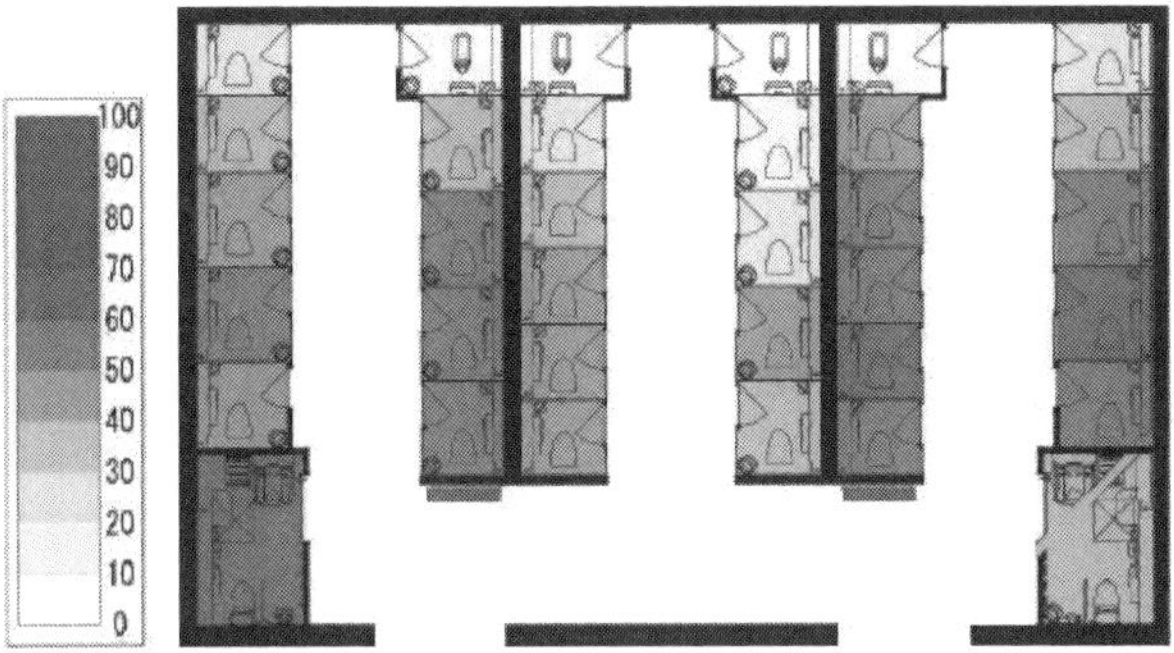


提供：中日本高速道路株式会社東京支社

まずは利用実態を浮き彫りにすることが必要だからです。

例えば、上の図のEXPASA富士川（下り）でのトイレの利用実態を記録してみると、明らかに中央通路のトイレが空いているのがわかりました（濃い色になるほど利用頻度が高いことを示しています）。

また、奥のほうが空いている傾向も見て取れます。

では、広場型と比べるとどうだったのでしょうか？

次ページの図を見ていただければわかるとおり、空いている個室があるのに待ってしまっている時間、つまり無駄な待ち時間の発生率は、通路型の方が広場型に比べて多いことがわかりました。

「あれっ？　広場型のほうが通路型に比べてトイレの個室が少ないのでは？」と思った方、するどいです。

無駄な待ち時間発生率

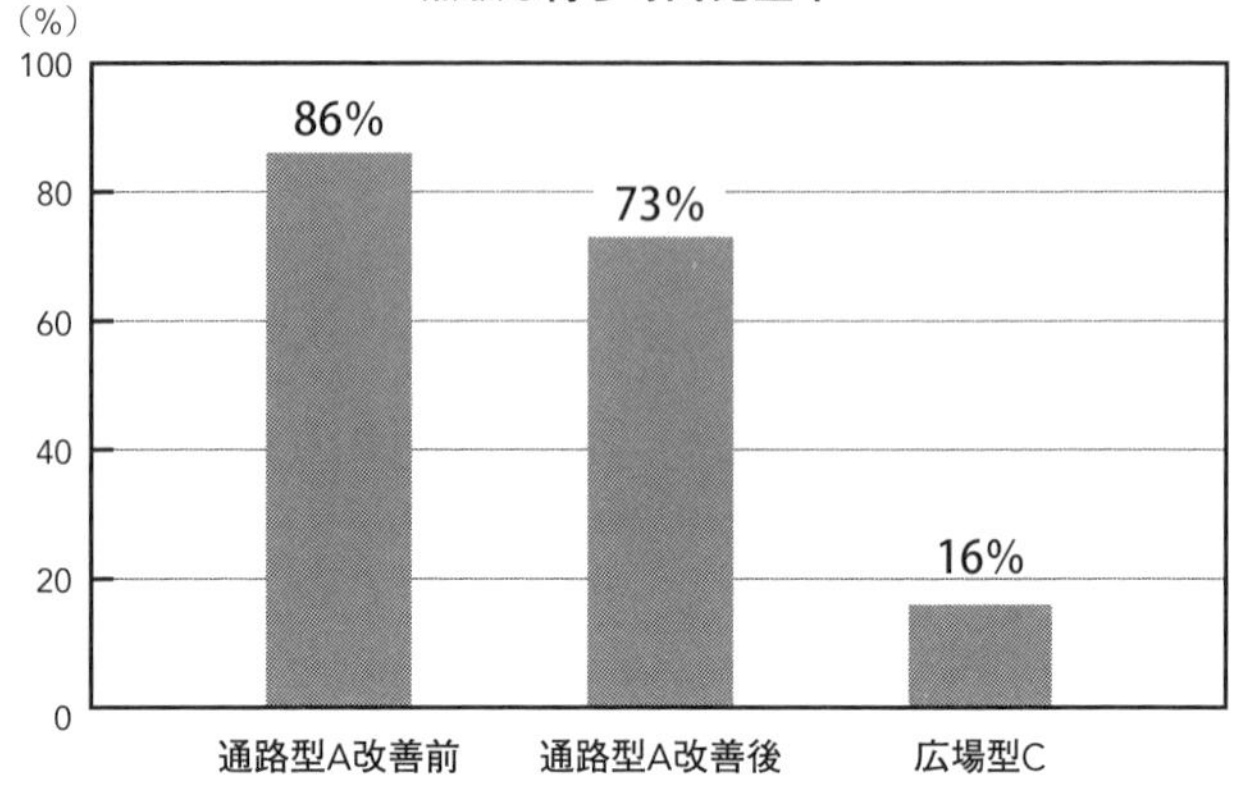


提供:中日本高速道路株式会社東京支社

通路型より1〜2割程度少ない個室数だとしても、広場型のほうが利用者をスムーズに受け入れる能力があるようです。広場型、恐るべしですね。

このような検証を実施できるのは、各個室の稼働状況やトイレの利用動向に関する膨大なデータを収集し、そのデータを活用した空間評価システムを開発したからです。

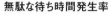

この空間評価システムでは、ある平面計画に対して利用者データを入力することで、人がどのように動き、どの個室をどれだけ利用するかのシミュレーションができるそうです。

これまでは、実績を踏まえてトイレの平面計画を作成するものの、実際につくってみなければ人の動きはわかりませんでした。そのため、整備後に改善を繰り返していたのです。

しかし、このシステムのおかげで事前に検証できるようになったため、最適なトイレ計画を生み出せる可能性が高まりました。

今のところ、実績とシミュレーションとの誤差は2％だそうです。

この空間評価システムを活かして、様々なトイレ計画をシミュレーションできれば、トイレ計画の最適化が進み、結果として「トイレ混雑ゼロ」が実現すると思います。

# 多機能トイレはなぜ広いのか

## 多機能トイレとは何か？

ネットで「多機能」という言葉を調べてみると、「多機能プリンター」「多機能時計」などが出てきます。多機能プリンターは印刷だけでなく、コピーやスキャン機能が備わっているもので、多機能時計は高度、気圧、温度、標高などを測定できる機能が付加されているものです。

では、「多機能トイレ」とは何でしょうか？

国土交通省から発行された「高齢者、障害者等の円滑な移動等に配慮した建築設計標準（平成28年度版）」には、設計の考え方に「多機能便房」という言葉が出てきます。

多機能の前に「便房って何？」という疑問がわきますよね。日常的には、ほとんど使われない言葉だと思います。

便房というのはトイレの個室（1部屋）のことです。便をする小さな部屋（房）なので、便房になったのだと思います。

**多機能トイレの例**

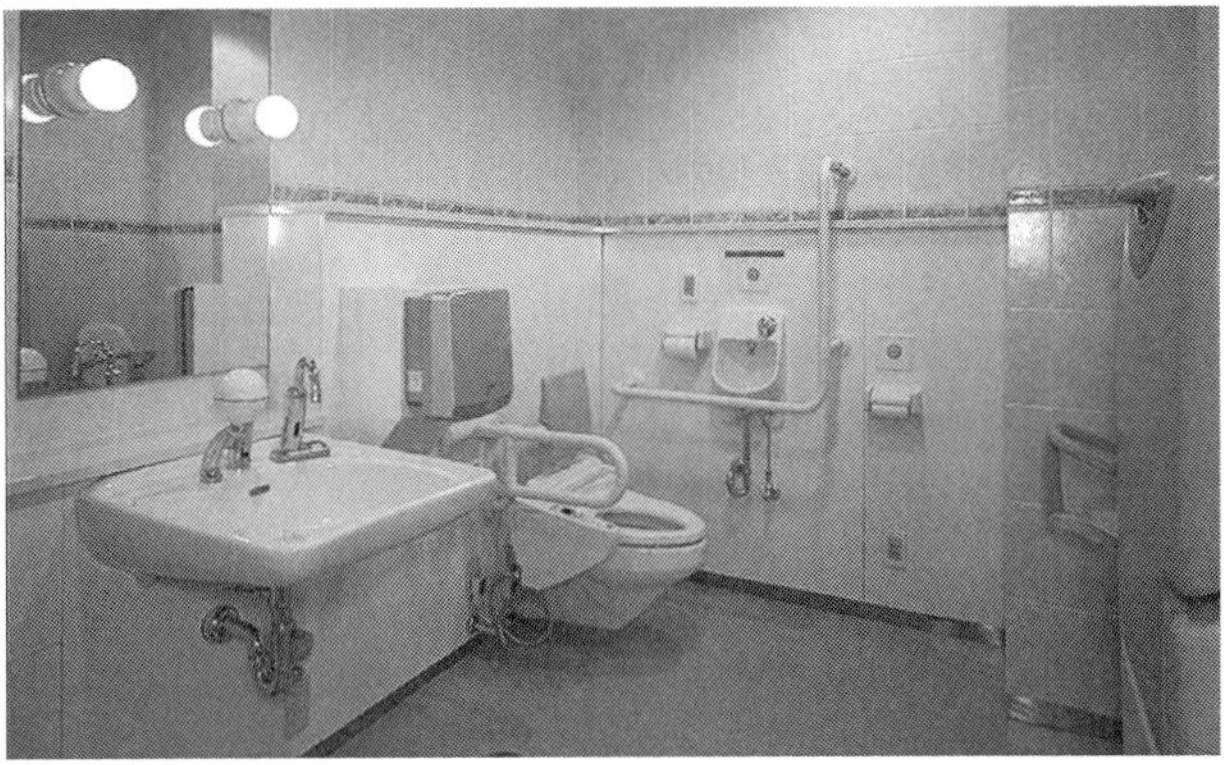

出典：高齢者、障害者等の円滑な移動等に配慮した建築設計標準（国土交通省　平成28年度版）

国土交通省の設計標準の中では、多機能便房は「車いす使用者用便房にオストメイト用設備や大型ベッド、乳幼児用いす、乳幼児用おむつ交換台等を付加」と紹介されています。

大型商業施設や駅・空港などで一度は見たことがあると思いますが、車いす使用者が利用できる、ゆったりとしたスペースの個室に、いろいろな機能が備わっているタイプのトイレのことです。「便房」というとわかりにくいので、これからは「トイレ」と呼びます。

写真で見ると、上のような感じです。なんとなくイメージできたでしょうか？

## 多機能トイレはどのように作られている？

多機能トイレを使ったことがない人も多いと思いますので、簡単に特徴を説明します。

もともとは車いす使用者が使えるトイレであることが出発点になっているので、最低限、車いすで動作ができることが必要です。

車いすで動作ができるスペースというのは、しっかりとした基準が定められています。

車いすが通過できる幅は80センチメートル（通行しやすいのは90センチメートル）で、回転するのに必要な円の直径は150センチメートル（回転しやすいのは180センチメートル）です。

なぜこの数値になっているかというと、車いすは、JIS規格（日本工業規格）において、種類、性能、構造、寸法、形状、外観、試験方法などが標準化されているからです。

例えば、寸法は左の図のようになります。

手動車いすと電動車いすの幅はいずれも70センチメートル以下と決まっているので、この数値が基本となり、多機能トイレの入口の幅は80センチメートル以上にすることが必要になったのです。

回転するために必要なスペースも同様にJIS規格で定められていて、手動車いすの場

## 自走用標準型車いすの例

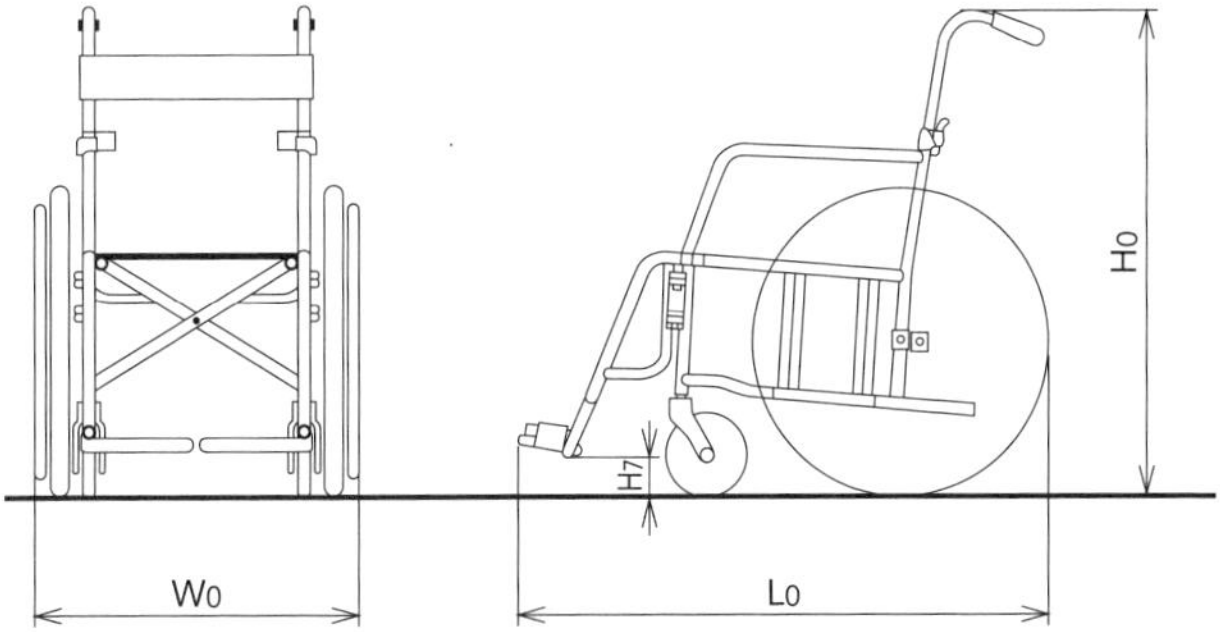


| 部位 | 寸法値 b) |
|---|---|
| 全長(L0) | 1200以下 |
| 全幅(W0) | 700以下 |
| フットサポート高(H7) | 50以下 |
| 全高(H0) a) | 1200以下 |

a)ヘッドサポートを外した時
b)リクライニング機構および／またはティルト機構を装備する車いすは標準状態の寸法とする。

JIS T 9201の車いすの寸法図をもとに作成
単位はミリメートル

## 車いすが回転するのに必要な円の直径

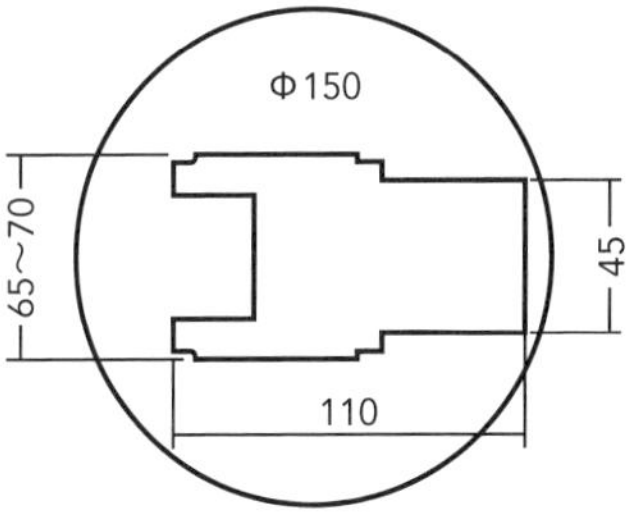


出典:高齢者、障害者等の円滑な移動等に配慮した建築設計標準(平成28年度版)

合は直径150センチメートル、電動車いすの場合は140センチメートルとなっています。

だから多機能トイレの基準も、最低150センチメートルになっているんですね。

これらの寸法を踏まえて考えると、幅が2メートルの個室だったとしても、壁には洗面台や手すりが設置されていますので、車いすの方にとってはかなりタイトだということがわかりますよね。

例えば乳幼児用おむつ交換台が引き出されたままになっていると、車いすで便座に近づけないこともあります。要注意です！

**洗浄ボタンやペーパーホルダーの位置にも基準がある**

また、「洗浄ボタン」「ペーパーホルダー」「呼出しボタン」の位置にも決まりがあることを知っていますか。

視覚障がい者にとって、ボタンの位置が決まっていることはとても重要です。「洗浄ボタン」と「呼出しボタン」の位置が施設によってバラバラだと、トイレに行くたびにロシアンルーレットのようにドキドキしながらボタンを押すことになります。

**トイレのボタン配置のルール**

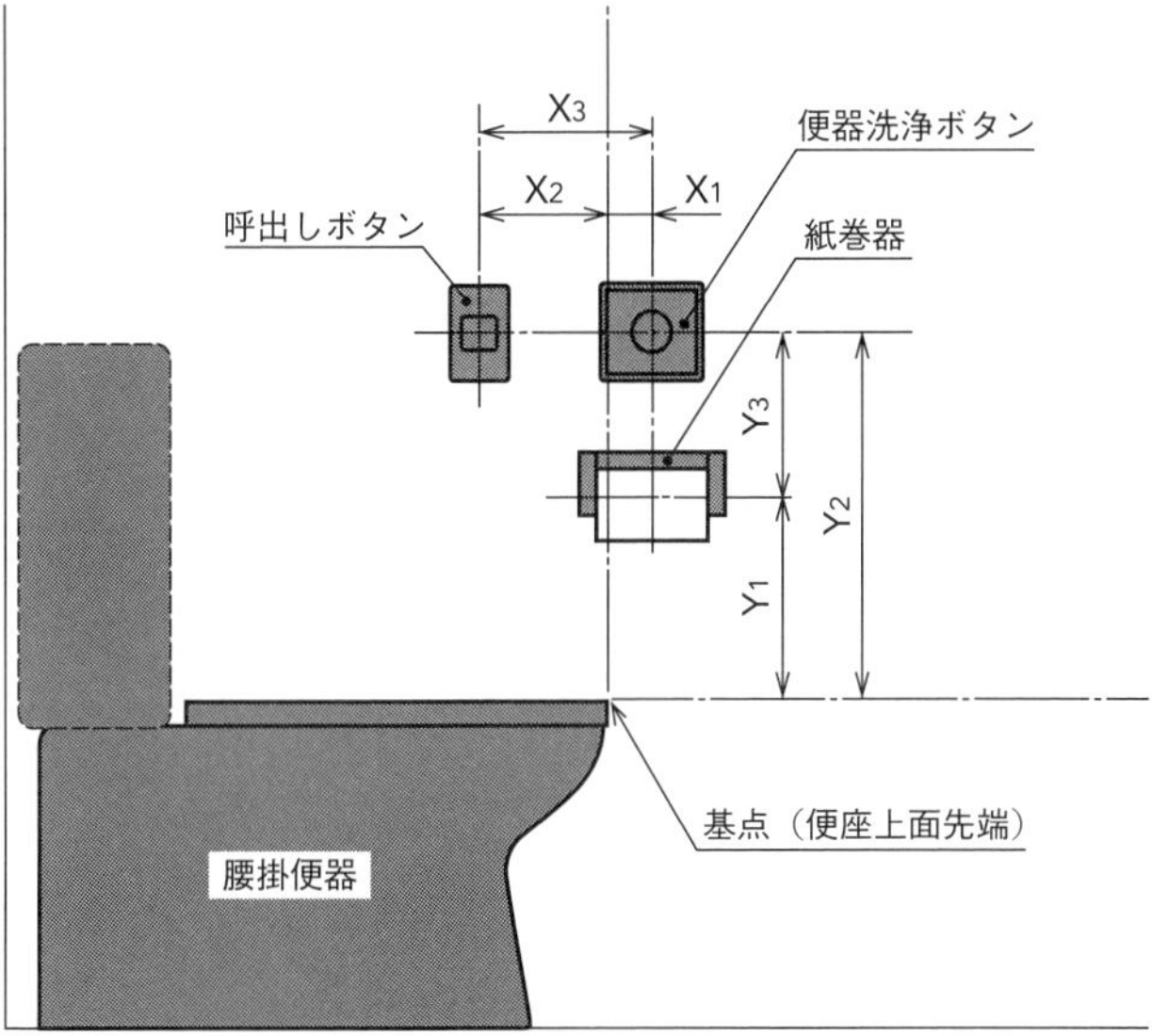


| 器具の種類 | 便座上面先端（起点）からの水平距離 | 便座上面先端（起点）からの垂直距離 | 二つの器具間距離 |
|---|---|---|---|
| 紙巻器 | $X_1$：便器 前方へ 約0 ～ 100 | $Y_1$：便器上方へ 約150 ～ 400 | ― |
| 便器洗浄ボタン | | $Y_2$：便器上方へ 約400 ～ 550 | $Y_3$：約100 ～ 200（紙巻器との垂直距離） |
| 呼出しボタン | $X_2$：便器後方へ 約100 ～ 200 | | $X_3$：約200 ～ 300（便器洗浄ボタとの水平距離） |

出典:高齢者、障害者等の円滑な移動等に配慮した建築設計標準（平成28年度版）
単位はセンチメートル

そんなの嫌ですよね。

ボタンがわかりにくいという悩みは、高齢者や外国人にも共通します。

そんな状況を改善するため、ボタンの配置にルールがあります。それが前ページの図です。

まず、ペーパーホルダーを壁に設置する位置を決めます。一番大きく、しかも壁から突き出ていてわかりやすいので、ペーパーホルダーが基点になります。

続いて、ペーパーホルダーの上部に洗浄ボタンを配置します。この位置にあると便器と向き合った状態からでも操作しやすく、手の不自由な人がペーパーホルダーを支えにしながら洗浄ボタンを押すことができる、というのが理由です。

「便器と向き合った状態」というのは、車いす使用者の中でもカテーテルを着けている人、オストメイトなど便座に乗り移らずに使用する人、介助者がボタンを押すことなどを想定しています。

呼出しボタンは、便器に座っていて具合が悪くなったときにも押せるよう、洗浄ボタンから便器に近い方向にスライドした位置に配置されています。さらに、利用者が床に倒れてしまった場合でも押せるように、床から30センチメートル程度の位置にも設置することが望ましいと明記されています。

同様の理由で、ボタン式ではなく、ひも付きで引っ張れるようになっているタイプもあります。

この配置等に関しては、日本発のアイデアとして国際標準化機構（ＩＳＯ）の規格にも承認されています。このあたりのきめ細やかさは、日本人ぽくていいですね。

多機能トイレには、車いす使用者向けの設備だけでなく、オストメイト用設備やおむつ交換台など、様々な機能が備わっています。設置面積に制約の多い日本だからこそ、限られたスペースにいろいろな機能を組み込むことで、オールインワンのトイレができあがりました。

このオールインワン型の多機能トイレがたくさんできればいいのですが、なかなかそうはいきません。車いす使用者用トイレに、オストメイト用設備や大型ベッド、乳幼児用いす、乳幼児用おむつ交換台等を備えると、２２０センチメートル×３００センチメートルぐらい必要になってしまいます。

そして最近、オールインワンを追求したがゆえの新たな課題が浮き彫りになってきました。それについては次の項で説明します。

# 多機能トイレの新たな課題

## 多機能トイレの設置義務

ここでは、多機能トイレが抱える課題と新たな挑戦について説明します。

「バリアフリー法」では、特別特定建築物の床面積の合計が２０００平方メートル以上（公衆便所は50平方メートル以上）の建物に関して、新築、増築、改築および用途変更する場合、車いす使用者が使えるトイレやオストメイト用設備（注1）があるかなど、バリアフリー法への適合が義務付けられています。

特別特定建築物というのは、「不特定かつ多数の人が利用、または主に高齢者や障害者等が利用する建物のうち、移動などをスムーズに行えるようにすることが特に必要な建物」のことです。

これだけではわかりにくいので、具体例を示します。

例えば次のページの表のような建築物のことです。

### 主な特別特定建築物の例

| | 主な特別特定建築物 |
|---|---|
| 1 | 特別支援学校 |
| 2 | 病院または診療所 |
| 3 | 劇場、観覧場、映画館または演芸場 |
| 4 | 集会場または公会堂 |
| 5 | 展示場 |
| 6 | 百貨店、マーケットその他の物品販売業を営む店舗　ほか |

表を見たみなさんは、「あれっ、駅は？」と思ったのではないでしょうか。

旅客施設に関しては、特別特定建築物とは別のところで整備目標が掲げられています。

どのような目標かと言うと、バリアフリー法の基本方針において、1日の乗降客数が3000人以上の旅客施設（鉄道駅、バスターミナル、旅客船ターミナル、航空旅客ターミナル等）は、2020年度までに原則100％バリアフリー化する、という内容です。

詳しい内容は「公共交通機関の旅客施設に関する移動等円滑化整備ガイドライン（平成30年3月30日版）」を参考にしてください。

このように、日本では誰もが安心して使えるトイレを街なかに整備する取り組みを行ってきました。

ちょっと古いデータですが、次ページの図は旅客施設における障がい者用トイレの割合です。

建築面積にゆとりがない日本では、限られたスペースの中で多くのト

旅客施設における障害者用トイレの割合

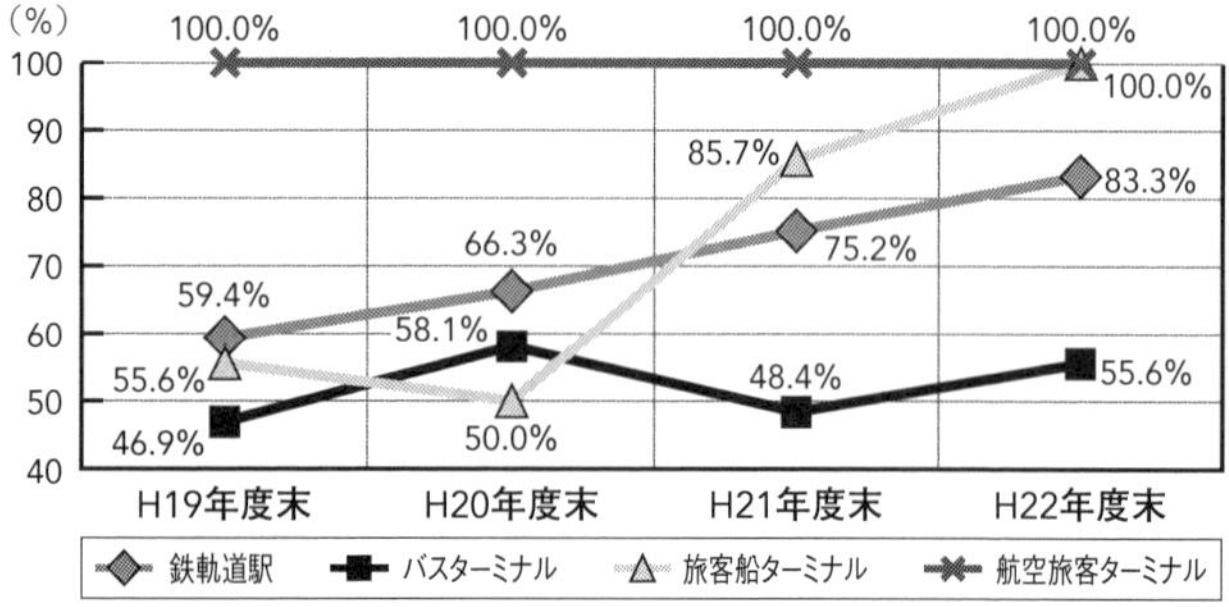


出典:多様な利用者に配慮したトイレの整備方策に関する調査研究報告書(国土交通省総合政策局安心生活政策課　平成24年3月)
対象とする旅客施設は1日当たりの平均的な利用者が5000人以上のもので、便所を設置している旅客施設のみ計上。
障がい者用トイレの設置については、バリアフリー法に基づく公共交通移動円滑化基準第13〜15条の適合をもって算定。

イレニーズに応えようと努力した結果、オールインワンの多機能トイレができあがったことは既に説明したとおりです。

## 多機能トイレの大きな課題

ところが、最近になってオールインワンの多機能トイレに課題が出てきました。

それは「利用集中」です。

そもそも多機能トイレは、車いすで使用できることが前提となっているため、他の一般トイレの個室に比べて広い面積が必要となり、設置数が少ないのが現状です。

しかし多機能トイレを必要としている人は、車いす使用者、肢体不自由者、高齢者、オストメイト、視覚障がい者、知的・精神・発達

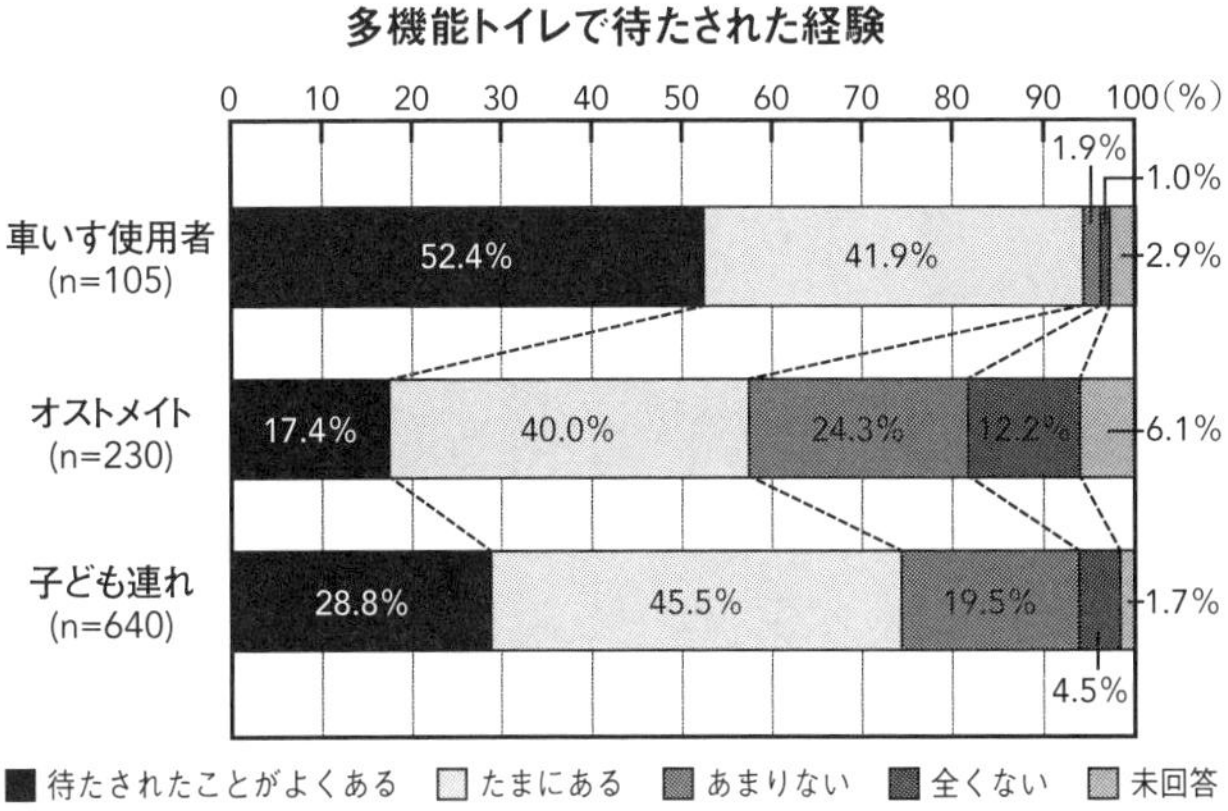


出典：多様な利用者に配慮したトイレの整備方策に関する調査研究報告書（国土交通省総合政策局安心生活政策課　平成24年3月）

障がい者、子ども連れ（ベビーカー含む）、異性の介助が必要な人、トランスジェンダーなど、少なくありません。

その結果、「多機能トイレが空いてなくて使えない！」という事態を招いてしまいました。アンケート調査（上図）によると、車いす使用者で「待たされたことがよくある」と回答したのは52・4％で、「たまにある」まで含めると94・3％になります。

同様に、オストメイトで「待たされたことがよくある」と「たまにある」は57・4％、子ども連れは74・3％でした。

車いす使用者や大型のベッドを使用する人等は、多くの場合、他の一般トイレを使うことができません。

つまり、使用できるのは多機能トイレのみで、他の選択肢がありません。しかも、近隣のトイレに移動するのも容易ではありません。

そこで、このような状況を解決するため、国土交通省は「高齢者、障害者等の円滑な移動等に配慮した建築設計標準」の改正を行いました。

ポイントは、「多機能トイレへの利用者の集中を避けるため、個別機能の分散配置を促進」したことです。わかりやすく言うと、多機能トイレに集中していた機能を、他のトイレの個室に分散配置しようというものです。

具体的には、例えば男女それぞれのトイレに「オストメイト用設備を有するトイレブースを設ける」「乳幼児連れに配慮した設備を有するトイレブースを設ける」などです。

そうすることで、利用集中を解消しようというものです。

## トイレの機能分散に必要なことは？

個別機能の分散配置を推進していくためには、取り組まなければならないことがあります。

まず、「この個室にはこのような機能を持つトイレがある」という情報をユーザーに届けることです。

「トイレに行ったら、自分が使えるトイレじゃなかった！」なんてことになったら、大惨事ですからね。トイレニーズとトイレ機能のマッチングです。

次に、行政が設置するトイレだけで、すべてのニーズに応えるのは困難ですので、行政と民間が協力して面的に対応することです。

つまり、公衆トイレだけでなく、コンビニやカフェ、レストランのトイレなど、みんなで力を合わせてトイレニーズを満たすということです。

最後に、トイレ整備に一生懸命に取り組む街を評価する仕組みです。誰もが安心して使用できるトイレ環境を整えることは、多様性社会に不可欠です。

トイレ整備を推進して魅力的な街を増やしていくためにも、そのインセンティブとなるような仕掛けが必要だと思います。

日本のトイレは、これまで試行錯誤を重ねながら多機能トイレの完成度を高めてきました。

この知見を踏まえて、「機能を分散しながら全体で最適化する」という次の段階に進むことが求められているのです。

（注1）　オストメイトとは、大腸がんによる消化管や、尿路の疾患などにより、腹壁に造設されたストーマ（人工肛門・人工膀胱）から、排泄を行う排泄機能障害のある方のことで、多機能トイレ内に設置されている「オストメイト用汚物流し」などを使用します。

第4章

# うんちと医療

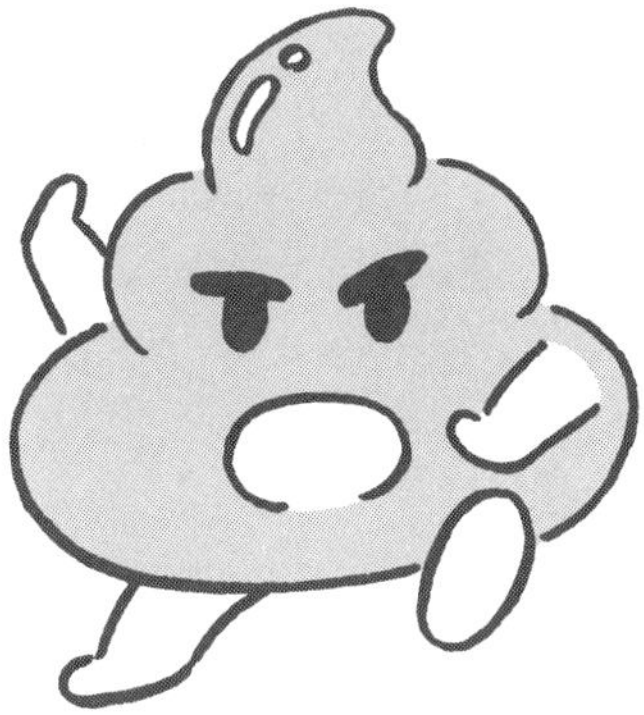

# うんちが週に何回以下だと便秘なのか

## うんちは週に何回するのがいいか

「1日に何回食事をするのが良いか」と聞かれたら、ほとんどの人が「3回」と即答しますよね。

でも、「うんちを1週間に何回するのが良いか」と質問されたら、答えに困ってしまうのではないでしょうか。

そんなこと誰も教えてくれませんし、ほとんどの人は、うんちはしたくなったときになんとなくしているだけのような気もします。しかし、それでは困ります。

うんちは、食や運動、睡眠など、日々の生活の結果であり、体にとって不要なものを排出してくれる大切なものなので、なんとなくではダメなのです。

うんちがスムーズに出なくなってしまった状態を、私たちは「便秘」と呼んでいます。

野菜不足、運動不足、睡眠不足など原因はいろいろありますが、ストレスが多い現代社会においては、どう考えても便秘の人が増えると思います。実際に厚生労働省の国民生活基礎調査によると、便秘の有訴者（病気やけが等で自覚症状のある者）は、人口千人あたりで見ると、平成19年は男性24人、女性16・5人だったのが、平成28年には男性24・5人、女性45・7人と増加しています。

今のところ、便秘だと大腸がんになりやすいという医学的根拠となるデータはないようですが、うんちを体内にずっと溜めておいて、いいことなんてないと思います。

うんちが大量に溜まって腸が詰まったら腸閉塞ですし、ずっとうんちを腸に溜めていると腸内環境が悪化して悪玉菌が増えるので腐敗物質も生まれます。

免疫力が低下し、様々な病気を引き起こすことにもつながります。

そこで、ここでは便秘について知ることで、うんちの健康的な回数を探りたいと思います。

## 便秘の基準を知っていますか？

まずは、便秘の基準です。

例えば、風邪であれば「鼻水が出る」「咳が出る」「熱が出る」など、とてもわかりやすい症状がありますよね。

「こういう症状のときは、こんな風邪薬」というコマーシャルがたくさんあるほど、薬のラインナップも豊富です。つまり、情報が充実しているのです。

かたや便秘は、「あっ、もしかしたら便秘かも」と感じても、なんとなくそのままにしておくことがほとんどではないでしょうか？　誰かに相談しても、「便秘でしょっ、そのうち治るわよ」という反応も少なくないと思います。

しかし、さきほど触れたように「うんちは、日々の生活の結果」です。それが出ないということは、何かしらのサインですし、特に子どもの便秘に関しては早めの対応をしないと悪化しやすいと言われています。

ちょっと、遠回りしましたが、P15で紹介した便の形状のように、便秘にも国際的な基準が存在します。

その名はRome基準。Rome委員会（注2）で定めたので、そう呼ばれています。2016年に最新のRome IVが発表されました。

## Rome基準の中身を解説

Rome IVの診断基準をもとに翻訳改変された内容が『慢性便秘症診療ガイドライン』（編

集：日本消化器病学会関連研究会、慢性便秘の診断・治療研究会）に掲載されているので、それを紹介します。

1.「便秘症」の診断基準
以下の6項目のうち、2項目以上を満たす
a. 排便の4分の1超の頻度で、強くいきむ必要がある
b. 排便の4分の1超の頻度で、兎糞状便または硬便である
c. 排便の4分の1超の頻度で、残便感を感じる
d. 排便の4分の1超の頻度で、直腸肛門の閉塞感や排便困難感がある
e. 排便の4分の1超の頻度で、用手的な排便介助が必要である
f. 自発的な排便回数が週に3回未満である

2.「慢性」の診断基準
6カ月以上前から症状があり、最近3カ月間は上記の基準を満たしていること

ちなみに子ども版については、Rome IIIをもとに翻訳された内容が『小児慢性機能性便秘症診療ガイドライン』(日本小児栄養消化器肝臓学会、日本小児消化管機能研究会)に掲載されているので紹介します。

発達年齢が少なくとも4歳以上の小児では、以下の項目の少なくとも2つ以上があり、過敏性腸症候群の基準を満たさないこと

1. 1週間に2回以下のトイレでの排便
2. 少なくとも週に1回の便失禁
3. 便を我慢する姿勢や過度の自発的便の貯留の既往
4. 痛みを伴う、あるいは硬い便通の既往
5. 直腸に大きな便塊の存在
6. トイレが詰まるくらい大きな便の既往

診断前、少なくとも2カ月にわたり、週1回以上基準を満たす

これらを見てみると、便秘と判断されるうんちの回数の目安は、1週間に2回以下、と

いうことがわかります。つまり、1週間に3回以上はうんちをしたほうがよいということです。

うんちが出たとしても、強くいきまなきゃいけないとか、痛みを伴うとか、うんちをしたのに残っている感じがするのはよくありません。ちょっとずつポロポロと出るのも良くないということです。

もちろん、最終的には病院で診断してもらうことが必要ですが、これらの項目を見ると、便秘の兆候に注意することはできますよね。

## 良い排便に必要なもの

さて、ここまで難しいことを書いてきましたが、前述の慢性便秘症診療ガイドラインでは、便秘を一言で言うと「本来体外に排出すべき糞便を十分量かつ快適に排出できない状態」としています。

乱暴ではありますが、さらにわかりやすく言い換えると、「良い排便にはスッキリ感が必要」ということだと思います。

言われてみれば当たり前のような気もしてしまいますが、「たかが便秘」、ではなく「されど便秘」として、正しい知識を身に付けて日ごろからケアすることが大切です。

（注2）Rome委員会は、1996年に「機能性消化管障害診断のための作業部会」として組織された委員会で、科学者や臨床家等で構成され、2003年にRome財団となりました。機能性消化管障害とは、過敏性腸症候群や機能性の便秘・下痢・お腹の張りなどの疾患のことを言います。これらは検査ではわからないため、診断基準がバラバラでした。それを解決するためにRome委員会が診断基準を検討することになったのです。Rome基準には様々な基準があり、その1つに機能性の便秘に関する基準があります。

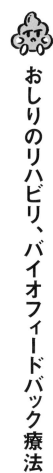

# おしりのリハビリ、バイオフィードバック療法

## 漏れ防止に活躍する恥骨直腸筋

いいうんちをつくるためには大腸の働きが重要ですが、うんちを漏らさず、それでいてスッキリ出すためには肛門の働きが大事です。

肛門には自分の意思で動かすことができる外肛門括約筋と自分の意思では動かすことができない内肛門括約筋があり、これらが連動することでうんちを漏らさないようにできるということは、Ｐ26で説明しました。

今回は、これら肛門括約筋に加えて「恥《ち》骨《こつ》直《ちょく》腸筋《ちょうきん》」も紹介します。

うんちを漏らさないようにするため、通常は内肛門括約筋がガッチリと出口を閉じてくれています。

さらに漏れ防止を徹底するため、直腸にロープをグルッとまわすような形で巻きついて、直腸を横に引っ張っているのが恥骨直腸筋です。つまり、直腸を「くの字」に曲げることでうんちを漏れにくくしています。

**肛門括約筋と恥骨直腸筋**

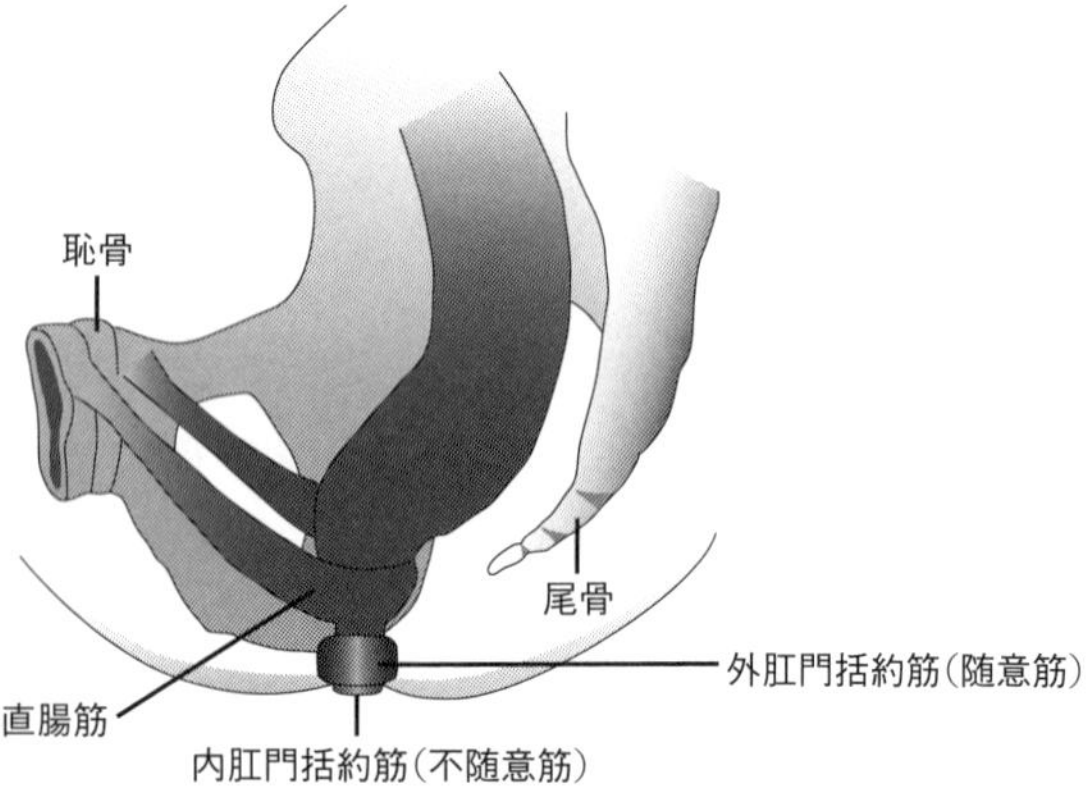


逆に、うんちをするときは、恥骨直腸筋が緩むのでうんちが出やすくなります。

ですが、病気などでこれらの筋が弱ってしまったり、肛門括約筋と恥骨直腸筋の連動がうまくいかなくなると、うんちが漏れてしまう可能性があります。

トイレに行くまでうんちを我慢できないのは、大ごとですよね。

こんなときの治療方法の1つとして「バイオフィードバック療法」があります。

## バイオフィードバック療法とは？

名前を聞くと最先端テクノロジーを駆使するようなイメージで、とても気になりますよね。

慢性便秘症診療ガイドラインでバイオフィードバック療法を調べてみると以下のように解説されています。

意識にのぼらない生体情報を工学的な手段によって意識上にフィードバックすることにより、体内状態を意識的に調節することを可能とする技術や現象の総称

大雑把に言うと、感覚ではわかりにくい筋肉活動を電位の変化として把握し、図やグラフなどで視覚化したり、音に変換して聴覚化することで、患者にわかりやすく伝える方法のことです。

ちなみに、この方法は1960年代に提唱されたようで、気管支喘息や尿失禁など様々な病態で応用されており、便失禁に対しては1974年、便秘症に対しては1987年に最初の報告がされました。

それでは、便秘症に対するバイオフィードバック療法とは、どんなことをするのでしょうか？

前述の慢性便秘症診療ガイドラインによると、「肛門筋電計や肛門内圧計、直腸バルーン

などを用いて患者に自分自身の肛門の動きを意識化させることによって、骨盤底筋協調運動障害を改善する一種のリハビリ療法」と書かれています。

骨盤底筋協調運動障害とは、うんちをするとき、お腹に力を入れると同時に肛門付近の力を抜くことができなくなってしまうことを言います。骨盤底筋協調運動障害になると、肛門付近の筋肉を緩めることができず、逆に恥骨直腸筋が収縮してしまい、うんちがスムーズに出なくなってしまうのです。

この症状を改善するために、肛門筋電計で、外肛門括約筋の動きを電気の変化で把握します。肛門に電極を入れ、「ゆったりと安静にしているとき」「肛門に力を入れて締めたとき」「うんちをするために肛門を緩めたとき」の筋肉の動きを調べます。

続いて、肛門内圧計です。肛門に直径5ミリメートル程度の細いチューブを入れて、直腸と肛門内の圧を把握します。把握するタイミングは、肛門筋電計と同様です。

最後に、直腸バルーンについて。これは、50ミリリットルの空気や水の入った風船をうんちに見立てて肛門から直腸に挿入し、それを出す訓練のことを指します。

これらの計測値を確認して、風船を肛門から出す訓練を行うことで、自分と体の対話を重ね、骨盤底筋を緩める感覚を学ぶこと。これが便秘症におけるバイオフィードバック療法です。

## 食事は出口も重要だ！

前述の慢性便秘症診療ガイドラインによると、欧米の文献には「骨盤底筋協調運動障害による機能性便排出障害に限ればバイオフィードバック療法は有意に有効である」というエビデンスがあるようです。しかし、日本人を対象とした報告は、治療経過や結果を観察し、そのデータをまとめて報告したものにとどまっており、医学的根拠の高い文献はまだないようです。

肛門の機能回復、つまりうんちを漏らさない、もしくはすっきり出す能力の回復は生活の質を保つために大切なことです。意図せずうんちが漏れてしまうようでは、不安で外出もできませんよね。

バイオフィードバック療法に取り組む症例が増え、多くの知見が集まるとともに、この療法の精度が高まっていくことが期待されます。

食事については「よく噛んで食べること」が推奨されますよね。いつまでもおいしく食べるためには、十分な咀嚼《そしゃく》や上手に飲み込むことが欠かせません。

そうであれば、出すほうも意識することが大切です。

うんちをするとき、お腹に力を入れると同時に恥骨直腸筋や肛門括約筋が緩む感じをイメージしてみてはいかがでしょうか？

うんちがすっきり出ると、なんだかすべてがうまくいくような気がしますよね！

# 腸内細菌は母親からのプレゼント

## 体を守る鉄壁のボディガード

私たちは朝・昼・晩に食事をすることで、生きていくための栄養を摂取します。

簡単に言うと、小腸で栄養を、大腸で水分を吸収します。そして、不要なものをうんちとして肛門から排泄します。

ここでよーく考えてみてください。

口→胃→小腸→大腸→肛門は一本の管になっていて、実は外界とつながっているのです。言い換えると、管の中は外なのです。

ということは、体の中に取り込む本当の入口は「口」ではなく、「腸」だということがおわかりいただけるかと思います。

腸はものすごく優れたセンサーを備えていて、私たちが食べたものが体に必要なものか、そうでないかをジャッジし、必要なもののみを体の中に取り入れています。

もし食べものと一緒に病原菌やウィルスなどが入り込んできた場合は、腸の中にいる免疫細胞と腸内細菌ががっちりガードして、菌の侵入を防いでくれます。ちなみに、腸の内壁の表面は粘液でおおわれており、そこには1000種類以上の腸内細菌が合計100兆個以上も棲みついています。常在菌と呼ばれる彼らこそが、私たちの体を外敵から守ってくれているボディガードなのです。

このボディガードたちは、どこからやってきて、どのように定着したのか気になりませんか？

筋トレして身に付けたわけではないし、特殊なサプリで補ったわけでもありません。

そこで、腸内環境に詳しい横浜市立大学大学院医学研究科主任教授の中島淳先生にお話を伺ってきました。

## 母親の腸内環境も重要

まずは、母親の子宮の中にいたときまで遡ることが必要です。

なぜかというと、赤ちゃんの腸内細菌に大きな影響を与えるのは母親だからです。それどころか、多くの研究により、母親と赤ちゃんは同じ腸内細菌を持っていることがわかったのです。

赤ちゃんは子宮の中にいるときはほぼ無菌状態ですが、出産で産道を通るときに母親の細菌をもらうと言われています。ここが細菌との最初の出会いです。

その後、母親と触れ合うことで常在菌をもらいます。また、母乳を飲むことで善玉菌の1つであるビフィズス菌が勢いよく増えます。

他にも離乳食や家庭環境などから、天文学的な数の細菌が赤ちゃんにアプローチします。とはいえ、何でもかんでも受け入れるわけではなく、腸の粘膜によってセレクトされます。腸内細菌のセレクトの仕方は遺伝によって決まるので、ここでも親の影響を受けることになります。

まとめると、赤ちゃんが最初に出会う細菌と、それを受け取る粘膜、いずれも母親からの大事なプレゼントです。ですから、赤ちゃんを産む前の母親の腸内環境がとても重要で、もし母親の腸内環境が悪いと、それが赤ちゃんにも受け継がれてしまう可能性があるのです。

## 腸内環境が人生を左右する!?

また、腸内細菌は、腸疾患や肥満、ストレスだけでなく、自閉症や認知症、アルツハイマー病などとの関係性についても研究が進められているほど、その可能性と影響力に注目が集まっています。

腸内環境の良し悪しは、人生を左右するほど重要と言っても過言ではありません。

今、自分のうんちを思い出しながら心配になった方もいると思いますが、現状の腸内環境が悪くてもあきらめる必要はありません。食事や運動、睡眠などを改善することで、腸内環境はよくなります。

腸内環境の状態をわかりやすく知らせてくれるのが、うんちです。まずは、いいうんちを目指して、できることから取り組んでみてください。

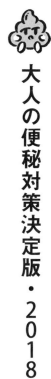

# 大人の便秘対策決定版・2018

## 便秘は女性だけの病気ではない

　人生を楽しむには、当たり前ですが健康であることが重要です。そのためには、しっかり食べて、ぐっすり眠り、元気よく体を動かして、すっきり出すことが欠かせません。うんちをお腹の中にずっと溜め込んだ状態では、憂鬱でテンションも上がらないですよね。

「便秘は女性の病気」と考えている人も多いかもしれませんが、厚生労働省の国民生活基礎調査によると、50代までは女性に多いのですが、60歳を超えると男女ともに増えて男女差がなくなっていき、80歳以上では男性のほうが多くなっています。

　便秘は男性にとっても身近な病気だったのですね。ちなみに若い世代で女性に便秘が多いのは、月経時の女性ホルモンの作用によって大腸の動きが抑制される傾向があるのが理由のひとつです。さらに、妊娠中は胎児を守るために大腸が圧迫され、便秘になりやすくなります。

　便秘の悩みを少しでも軽減するために、前項に引き続き慢性便秘症ガイドライン作成の

**日本の年齢別便秘人口**

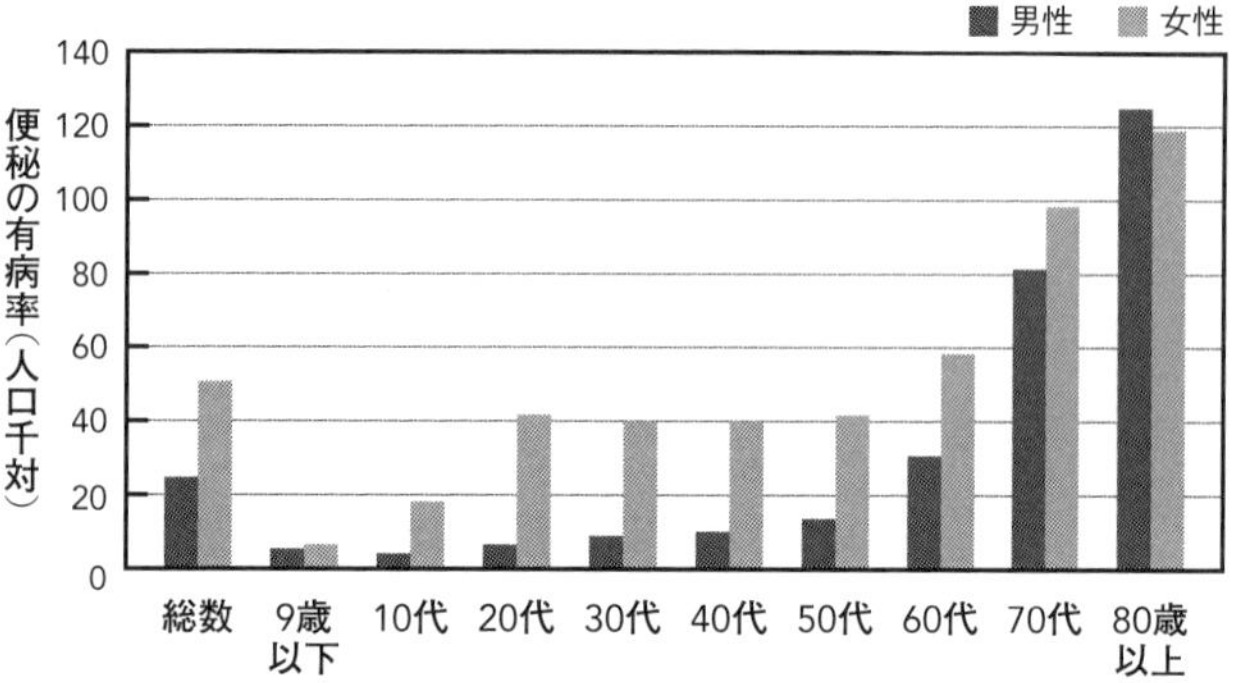


慢性便秘の診断・治療研究会編「慢性便秘症診療ガイドライン2017」（日本消化器病学会関連研究会）より。
データ出典：厚生労働省平成25年「国民生活基礎調査」。

中心メンバーである横浜市立大学大学院医学研究科主任教授の中島淳先生にお話をお聞きしたことを踏まえ、大人の便秘対策としてまとめてみました。

**大人の便秘対策8つのポイント**
**便秘対策その1　しっかり食べなきゃ、いいうんちはできない！**

いいうんちの約80％は水分ですが、しっかり食べなければいいうんちは作れません。偏った食生活では、うんちのもととなる食物繊維が摂取できないので、バランスよくしっかり食べることも大切です。

「ダイエットしなくちゃ！」と言って食事を減らしてしまうと、便秘になるリスクも高まります。

## 便秘対策その2　いいうんちは、良い睡眠から！

大腸の働きをつかさどっているのは、副交感神経です。副交感神経はリラックス状態のときに優位になります。ということは、リラックスして眠っているときも大腸は働いているのです。

便秘の予防もしくは改善には、睡眠が大事！　ということがご理解いただけるかと思います。実際、睡眠不足や不眠症の人は、便秘がちの方が多いそうです。

## 便秘対策その3　運動のあとのリラックスが重要！

「便秘には運動が効果的」という話を聞いたことがあると思います。私もその話は聞いたことがあり、中島先生の話を聞くまでは、「体を動かすことで腸も動くから排便にいいんだろうなぁ」ぐらいに思っていたのですが、それは正しい理解ではありませんでした。

なぜ運動が便秘に効果的かというと、運動をしているときは自律神経の中でも交感神経が優位になります。心臓を元気よく動かし、血液をガンガン循環させている状態です。運動後は、その反動で穏やかなリラックスモードになります。つまり、副交感神経のスイッチが入り、排泄機能の働きにつながります。「交感神経から副交感神経へのリレーを促進するため、排便には運動がよい」というのが正解です。

## 便秘対策その4　排便姿勢は前かがみ35度がベスト！

前述の「おしりのリハビリ、バイオフィードバック療法」で説明したとおり、私たちの直腸は恥骨直腸筋に引っ張られて「くの字」に曲がっています。もう一度、その図を見てください。

うんちをするときは、恥骨直腸筋が緩むことで、直腸と肛門がまっすぐになり、うんちが出やすくなっているのです。ということは、ロダンの考える人のように前傾姿勢をとることで、直腸と肛門がまっすぐに近づくのです。

言い換えると、この前傾姿勢がうんちをするには、もってこいの姿勢ということです。

中島先生によると、前かがみ35度がベストのようです！

ちなみに、直腸がくの字の状態でうんちをすると、本来は一本で出るはずのうんちが分割されてしまい、半分は腸のほうに戻ってしまうこともあるそうです。これを専門用語では「分割排便」、中島先生は「泣き別れ」とも呼んでいました（笑）。

こうなってしまっては、残便感があってスッキリしませんよね。

和式便器であれば自ずと前傾姿勢になりますが、今どきはほとんどの家庭が洋式便器だと思います。その場合は、足置き台などを活用することで前傾姿勢をつくりだすこともできますね。

もちろん、洋式便座に座って足が宙ぶらりんになるようでは力が入らないのでよくありません。子どもの足が床に着かずにブラブラしているようでしたら、足置き台を付けてあげてくださいね。

## 便秘対策その5　癖になってしまう薬には注意を！

あるドラッグストアのウェブサイトで「便秘薬」を検索してみると、なんと156商品がリストアップされました（汗）。

こんなにたくさんあると、どの薬を選べばよいのか悩んでしまいますよね。

ここでは、便秘薬の正しい使い方を説明します。

まず、便秘薬には大きく分けて2種類があります。それは、「緩下剤」と「刺激性下剤」です。

緩下剤は、簡単に言うとうんちを軟らかくして出やすくする薬です。

一方、刺激性下剤は、その名のとおり腸を刺激して強制的にうんちを出す薬です。

ここからが大切なポイントです。刺激性下剤には、薬剤耐性、精神的依存性、習慣性があるため、毎日使ってはいけません。薬の説明書にもそのように書いてあるはずです。薬剤耐性とは、使い続けていると、薬が効きにくくなってしまう性質のことを言います。つまり、うんちが出ないのが嫌だからといって毎日服用していると、最初は1錠で効いていたものが3錠でないと効かなくなり、続いて5錠、6錠、7錠というようにエスカレートしていってしまいます。中島先生のところに来る患者さんの中には、1日に数10錠も服用している方もめずらしくないそうです。恐ろしいことですよね。

例えば4～5日に1回にするなど、必要なときにオンデマンドで服用するのに適しているのが刺激性下剤です。

緩下剤のほうは即効性はない代わりに薬剤耐性もありません。普段は緩下剤を服用してうんちを軟らかくするように努めながら、必要に応じて刺激性下剤を使うのが良いそうです。

また、うんちが硬くて出ないときは、浣腸も効果的です。いずれの薬も適切な投与量や副作用などがありますので、詳しくは専門医に相談してください。

## 便秘対策その6　便意を見逃すな！

意外とないがしろにされがちなのが「便意」です。

みなさんは、うんちがしたくなったら、ちゃんとトイレに行っていますか？　そもそも便意をしっかりと認識していますか？

便意は、うんちが直腸に移動したときに起こります。普段、直腸は空っぽです。

では、いつ直腸にうんちが送り込まれるかというと、それは大蠕動《だいぜんどう》が起きたときです。大蠕動というのは、大腸の中でつくられたうんちが伝播性収縮によって、ぐぐ〜っと押し出されて肛門近くの直腸に送り込まれることを言います。この大蠕動は、人によっても異なりますが、1日に1〜3回ぐらい起きます。空っぽの胃に食べものが入ると、それに反射して腸が動くので、特に朝ご飯を食べたあとに起きやすいと言われています。

便意は、1日1〜3回という数少ない大切なお知らせです。無視し続けると便意はなくなってしまうこともあるのです。ぜひ身体の感覚を研ぎ澄まして、便意をキャッチしてください。

## 便秘対策その7　こんなうんちは注意信号！

実際に便秘になってしまう前に、身体が発信する注意信号があるなら受けとめて対策したいですよね。

うんちに表れる便秘の注意信号には、大きく3つあります。

1つ目は、うんちの回数が減ることです。P150の「うんちは週に何回以下だと便秘なのか」で説明したとおり、うんちの回数は1週間に3回以上が良いです。言い換えると、少々乱暴ですが、「2日に1回はセーフだけど、3日に1回は要注意！」ということです。4〜5日溜め込むと大腸に水分を吸収されてしまい、うんちは硬くなり、さらに出しにくくなります。

2つ目は、うんちの硬さです。とはいっても、触って確かめるなんてことは無理です。そこでP15のブリストル便形状スケールを思い出してください。この分類でいうと、便秘の可能性があるのは、1番〜3番です。表面がひび割れた硬いうんち、もしくはウサギのうんちみたいにコロコロしたものが出たら要注意です。

3つ目は、うんちを出し切る時間です。するっと出るいいうんちだと、便座に座って、「よしするぞ」と思ってからうんちを出し切るまでに要する時間は50秒前後です。

ですから、うんちをするのに3分とか5分かかってしまう場合は要注意です。ちなみに、ネコ、サル、ゾウ、カバなどの動物は、約12秒だそうです！　動物にとってうんちをする行為は、最も無防備な時間であり、命の危険にさらされるので急いで出す必要があるのですね。

## 便秘対策その8　便秘になったら病院へ！

もし便秘になったら、もちろんこれまで書いてきたような対策は取れますが、薬を何ヵ月も服用しているのに改善しないような場合は、専門医に相談することをお勧めします。大腸がんやパーキンソン病など、大きな病気が隠れていることもあります。

病院の検査としては、問診、血液検査、検便、CTなどが行われます。特に若い方であれば、早めのチェックが大切です。何もなければ安心ですし、もし病気があれば早期に治療をすることができます！

とにかく、便秘を甘く見てはいけません。あなたの身体からの大切なメッセージですから。


以上、8つが便秘対策のポイントです。

私たちの体は、適応能力があります。暑いときは汗を出して体温をコントロールしたりしますよね。

この適応は、便秘にも当てはまります。

便秘になって出口が詰まると、腸はできるだけ動かないように努力します。言い換えると、動かない腸に身体が適応していきます。腸が動かないと、今度は食欲がなくなります。食欲がなくなって栄養が不足すると、筋肉が細って弱ります。

まさに、悪循環です。

「便秘なんて、ほうっておけばそのうち治るよね」なんて思っていたら大間違いです。

しつこいようですが、うんちは身体からのメッセージで、うんちをすることは生きるために不可欠です。うんちをするときの「快」は生得的なもので、食べることと同じくらい大切な機能です。快眠、快食、快便という言葉もありますよね。快便を壊すこと、つまり便秘になることは、身体全体に悪影響を及ぼすことにつながると思います。

そういった意味で、ぜひうんちチェックをしてほしいですし、もしうんちの状態が悪いときは身体をケアしてくださいね。

# 第5章

# 子どもとうんち

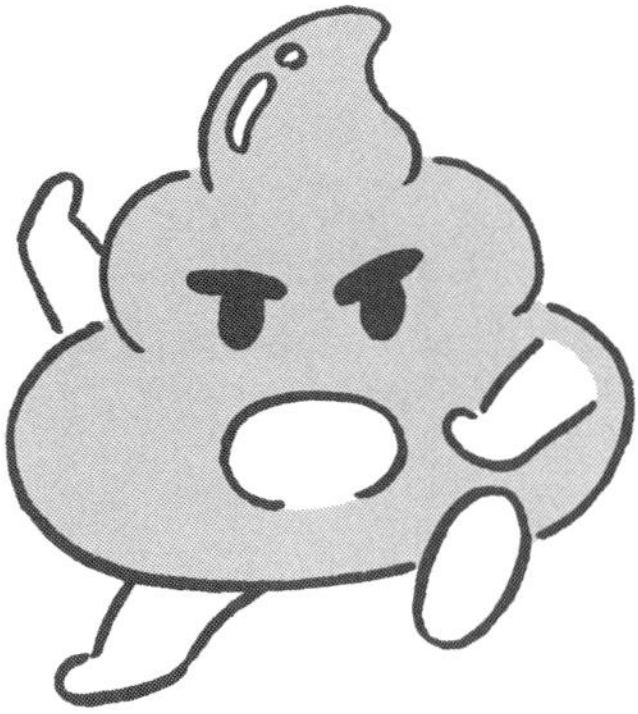

# うんちを我慢しすぎる子どもたち

## 痛みの恐怖が子どもを便秘にする

今回は子どもの便秘についてのお話です。

便秘というと女性の悩みというイメージがありますが、実は子どもにもよくある悩みなのです。

子どもに多いのは直腸にうんちが溜まってしまう便秘です。

便意の正体についてはP24の「肛門はうんちとオナラを判別している」でお話ししたとおり、大腸内を移動してきたうんちが、通常ペッチャンコな直腸に送り込まれると、直腸が膨らんで、直腸の壁がうんちで押されて伸びると、その刺激が大脳に伝わってうんちをしたいと感じます。

ところが、あまりにも我慢をし続けると便意がなくなってしまう危険性があります。

子どもたちは遊びに夢中だったりすると、うんちをすることを我慢してしまいがちです。

もしくは、安心できるトイレがなかったり、うんちをすることが恥ずかしくて言い出せないときも我慢してしまう傾向にあります。

1回や2回ならまだしも、このような我慢を頻繁にしてしまうと、どうなると思いますか？

うんちが直腸にどんどん溜まっていきます。直腸は結構伸びるので、うんちをかなり溜め込むことができます。

ただし、無制限に溜めることはできないので、ある程度パンパンになったら、痛みを感じながら排便することになってしまいます。

うんちを溜め続けるとうんちの水分は大腸で吸収されるので、うんちはカチカチになります。つまり、カチカチでパンパンに詰まった状態ですので、排便時は肛門がそうとう痛くなりますよね。

この痛みがくせ者で、特に子どもにとっては便秘の大きな原因となっています。子どもは、「痛い」という体験をしてしまうと、それが恐怖になり、次からうんちを我慢するようになります。

この気持ち、わかりますよね。大人だって、痛みを感じると避けようとしますよね。

でも、大人であれば「うんちをしないと身体に良くない」という理性が働くため、排便しようと努力しますが、子どもはそんなこと関係ありません。
「痛いのは嫌だ、痛いのは怖い！」という意識が勝ってしまい、とことん我慢しようとします。

このようなことを繰り返すと、直腸にうんちの溜まり癖がついてしまい、うんちを出したあとでも直腸がペッチャンコにならずに伸びた状態でたるんでしまいます。

このたるんだ状態のところに、新たなうんちが送り込まれてくると、どうなるでしょうか？

直腸がブカブカでたるんでいるので、うんちは壁を押すことができません。つまり、大脳に「うんちをしたい」という信号を送ることができず、便意が起きないのです。

便意が起きないので、排便されることはなく、またパンパンになるまでうんちが溜まります。

このような状態を慢性の便秘と言います。

## 便秘の悪循環を避けるために

「便意の消失」→「うんちが溜まる」→「直腸がブカブカになる」→「直腸の感受性が鈍

化する」→「便意の消失」という負のサイクルを「便秘の悪循環」と言ったりします。

伸びてしまった直腸を治すには、とにかくうんちを溜めないようにすることが必要です。浣腸やお薬など、様々な治療法がありますが、もとの腸に戻すのに数年かかることもあります。

そうならないように、「うんちがしたくなったら、トイレに行こう！」と呼びかけるのは、とても大切なことなのです。

子どもたちがうんちを我慢しないような環境をぜひつくってあげてください。

# 小学生4777人にうんちについて聞いてみた

## うんちの状況を把握するのは大切なこと

子どもたちの健康をトイレからサポートする私たち日本トイレ研究所としては、子どもたちがちゃんとうんちをしているのか、というのはとっても気になるところです。

そこで、全国の小学生の排便事情を調査しました。

全国レベルで小学生の排便状況を調査するというのは、もしかしたら初めての試みかもしれません。でも、本当はそれではマズイと思います。

小学校で学ぶことは学習指導要領が基本となり、総則に以下の内容が記載されています。

> 学校における体育・健康に関する指導は、児童の発達の段階を考慮して、学校の教育活動全体を通じて適切に行うものとする。特に、学校における食育の推進並びに体力の向上に関する指導、安全に関する指導および心身の健康の保持増進に関する指導については、体育科の時間はもとより、家庭科、特別活動などにおいてもそれぞれの特

質に応じて適切に行うよう努めることとする。また、それらの指導をとおして、家庭や地域社会との連携を図りながら、日常生活において適切な体育・健康に関する活動の実践を促し、生涯を通じて健康・安全で活力ある生活を送るための基礎が培われるよう配慮しなければならない。

ということは、心身の健康の保持増進を計る指標である「うんち」の状況を把握することは重要だと考えます。

本来なら、国として把握しておくべき重要なデータだと思うのですが……。

## 子どもの6人に1人は便秘状態

２０１７年３月、全国47都道府県の小学生の保護者４７７７名（調査画面の前に子どもが同席のもと、保護者が代理回答）にインターネットでアンケートを実施したところ、小学生の６人に１人（16・６％）が便秘状態であることがわかりました。さらに、５人に１人（20・７％）が便秘予備軍にあたることがわかりました。

つまり、３人に１人が便秘状態か便秘予備軍ということになります。

育ち盛り、伸び盛りの子どもたちの結果がこれですよ。

私はこの結果を深刻に受け止めるべきだと思います。

しかも、便秘状態に該当する子どもの保護者のうち37・6％が自分の子どもを便秘状態だと認識していないことが明らかになりました。

そうです、気づいていない、もしくはわからないのです。

そもそも、うんちがどのくらいの頻度で、スッキリと出なきゃいけないのかを知らないのかもしれません。

そりゃそうですよね。もし、親自身が1週間に2回以下しかうんちをしなかったとしたら、子どももそれが普通だと思ってしまいます。

知らないことで便秘を放置してしまうことは、とても恐ろしいことです。

また、「学校でうんちをしたくなったとき、我慢することはありますか？」という質問をしたところ、「よくある」（10・1％）「ときどきある」（46・2％）を合わせると、6割近くの子どもが学校でうんちをしたくなったときに我慢していることがわかりました。

「あるある〜、私たちの子どもの頃もそうだったよね〜」なんて言ってる場合じゃありません！

この状況を一刻も早く改善すべきだと思います。

うんちを我慢して、給食をおいしく食べることはできませんし、うんちを我慢して、元気に運動することは無理ですし、うんちを我慢して、勉強に集中することもできません。

別の調査で保護者に「便秘になって困っていることは何ですか？」という質問をした際には、最も多かった回答は「イライラする・気分が優れない」でした。

当然、子どもだって同じですよね。

便秘でイライラするでしょうし、友達と仲良くできなかったり、嫌なことを言ってしまったりすることもあると思います。

とにかく、早急に改善に取り組むべきです。

**小学生のうんちについて3つの提言**

そこで、以下の3つの取り組みを考えました。読者のみなさんも、ぜひ家庭や職場で話題にしたり、学校関係者に伝えたりして、サポートしてください！

## （1）小学1年生にうんちの大切さを伝える授業をしよう！

うんちをすることがなぜ大切なのか、どのようなうんちがいいうんちなのかなど、日本中の小学1年生全員に「うんちのすごさ」を伝える授業を実施することを提案します。

1年生の多くは、うんちに興味津々です。この時期を逃すわけにはいきません。子どもたちの興味を正しい知識と習慣につなげたいですね。

クラス全体、学年全体で「うんちをすることはいいことだ！」という空気をつくることも大切です。

学校の先生がこのような授業をしてくれたらよいと思いますし、保護者の方々に熱く語っていただくのも効果的だと思います。

## （2）うんちがしたくなったら、授業中でも行けるようにしよう！

もちろんトイレはできるだけ休み時間に行くように促したほうがよいですが、それでも授業中に行きたくなったら、我慢せずにトイレに行くべきです。

短い休み時間では時間が足りないかもしれませんし、体調が悪くて突然便意をもよおすかもしれません。腸に疾患を抱えているかもしれません。また、みんながワイワイガヤガヤしているトイレでうんちをするのが苦手という子どももいます。

行きたいときにトイレに安心して行ける環境をつくってあげましょう。

## （3）親子で学校のトイレ掃除をする機会をつくろう！

老朽化したトイレは速やかに改修してほしい、というのが本音ですが、予算措置に要する時間や計画もあると思います。だからといって、ただ待っているわけにはいきません。

そこで、大人が本気になってトイレを良くしようとする姿勢を見せることを提案します。便器だけでなく、床、壁、天井など、トイレをまるごと掃除するのです。ペンキを塗ったり、飾り付けをしたりすると、なお良いです。

できれば子どもと一緒にやることをお勧めします。大人が一生懸命取り組んでいるところを間近で見せることや、自分たちの力でトイレをきれいにする体験の共有は、トイレを大切に使う心を育むことにもつながります。

困ったときこそ、大人の出番だと思います。

みんなで力を合わせて、子どもたちのトイレ環境をよくしましょう！

# トイレトレーニングは人格形成である

## うんちをとおして習得する意外な能力

みなさんは、どこでうんちをしますか？

いきなり変な質問ですみません。そんなのトイレに決まっていますよね（笑）。

私たちは、生まれたときは自分でうんちの後始末をすることはできません。

みんな、うんちもおしっこもしっぱなしです。

でも、いつまでもしっぱなしというわけにはいきません。成長するにつれて、自分でトイレに行ってうんちをすることを身に付ける必要があります。

トイレでうんちをする行為は、本能的に身に付くものではなく、意識的に身に付けるべきことです。ほうっておいて勝手にできるようになる、なんてことはありません。

そこで今回は、トイレトレーニングの大切さについて説明します。とはいっても、トイレトレーニング手法の解説ではありません。

実は、子どもたちは「トイレでうんちができるようになること」をとおして、とんでもなく大切なことを習得しているのです。

それは、自分がどう感じているかを意識できる能力（メンタライズ）の習得です。言い換えると、トイレトレーニングは人格形成に関わる超重要なプロセスなのです。こんな重要なことがトイレトレーニングに隠れていたとは、驚きです。

## うんちのときのコミュニケーションが大事

このプロセスについて教えてくれたのは、東京でクリニックを営む児童精神科医のS先生です。

S先生によれば、うんちやおしっこをとおした親子のコミュニケーションは、生まれたときから始まっているとのことです。

赤ちゃんにできることは、うんちやおしっこをしたあとに大声で泣くことです。泣くというのは、うんちやおしっこが出たよ！　と伝えているのではなく、ただ、ただ「不快で気持ち悪いー！」というSOSです。このSOSを受け取った人は、おそらく「今日もいいうんちでよかったねー」「うんちがおしりにくっついて、気持ち悪かったのねー」「オムツを替えてすっきりしたねー」という言葉をかけながらオムツを替えると思うのですが、この語りかけが重要なのです。

赤ちゃんは、自分の身体で感じている感覚を、大人が言葉にして繰り返し話しかけてあげることで、自分の感情を意識できるようになります。これを感情の社会化と言います。また、身体を心地よい状態にしてもらうことで安心感を獲得するのです。

## うんちが体と言葉をつなぐ

赤ちゃんは生後6カ月ぐらいまでには、うんちをすると気持ちいいと感じられるといわれています。しかし、もしSOSを無視したり、大人が嫌々な素振りを見せながら対応してしまうと、赤ちゃんはうんちがおしりにくっついている不快感を自分の中で処理しようとします。つまり不快に感じないように心の底に押し込めたり、うんちをすること自体を我慢するようになってしまいます。

それから、決まった時間に機械的におむつを替えることは一見、効率的でよさそうに思いがちですが、逆効果です。なぜかというと、赤ちゃんの状況を無視しているからです。大切なのは、赤ちゃんの気持ちを読み取ることです。

繰り返しになりますが、トイレトレーニングには人格形成という重要なミッションが隠されています。うんちやおしっこをしたくなる感覚や、おもらしをしてしまったときの不快な感覚は、脳の脳幹部や大脳辺縁系が担っています。

一方で「うんちが出てスッキリしたね」といった身体感覚を他者に言葉で伝える能力は前頭葉の中の前頭前野の部分が担っています。つまり、トイレトレーニングを通じて学んでいるのは、単に「トイレでうんちができるようになること」だけではなく、「身体感覚」と「言葉で伝える」という2つのことをつなげる大切な能力なのです。

## うんちがうまくできたらほめてあげる

トイレまで間に合わなかったり、うんちをしたいとうまく言えなかったりするのは、子どもが甘えているのではなく、ましてや親の言うことを聞かないわけでもありません。身体で起きていることを伝えるための能力を習得しようと必死に努力している最中なのです。

だからこそ、私たち大人は、子どものことをしっかり見てあげることが大切です。

うまくできたときは、ほめてあげることが必要ですし、失敗したときは、「おしっこが出て、濡れちゃったね」や「うんちが出て気持ち悪かったんだよね」と言語化することが大切です。

失敗したときに、躾だからといって厳しく叱ったりすると「うんちやおしっこは悪いこと」として、間違ってメンタライズされてしまいます。また、失敗した状態を放置してしまうと、子どもは感情の危機を脱するために自分で何とかしようとします。どのようにするかというと、自分の心を守るために乱暴になるか、心を閉ざしてしまいます。身体で起きていることと感情がうまくつながらないので、発達性トラウマ障害になることも懸念されます。

メンタライズ能力を育てるのは、子どものまわりにいる大人の役目です。

うんちを介したコミュニケーションが、まさか人格形成に大きく関わっているとは、本当にびっくりですが、このことを理解していれば、トイレトレーニングに対する考え方も変わると思います。

保護者のみなさんには、ぜひこの時間を大切にしていただきたいです。

# 公共トイレがきれいになると、子どもによい影響がある

## 人目が気になる学校のトイレ

トイレトレーニングが人格形成に関わることについては、前回説明しました。

今回は、不特定多数の人が使う公共トイレと子どもの人格形成について考えてみたいと思います。

前回に引き続き、精神科医のS先生にお聞きしたことをもとに説明します。


うんちは笑いにつながるキャッチーなテーマです。興味を引くことに関しては構わないのですが、一方で全国の小学生を対象に実施したアンケートでは、学校でうんちをしにくいと回答した子どもにその理由を尋ねたところ、「友達に知られたくない」（57・0％）「友達にからかわれる」（34・9％）など、人目を気にしている傾向が明らかになりました。

うんちをすることは生得的な「快」であり、生きていくために欠かせない生理現象です。

我慢していいことなんて何ひとつありません。当たり前ですが、行きたいときに行ける環境が必要です。

## 大人が思っている以上に、子どもは大人を見ている

例えば、親が子どもに泣いてほしくないとか、ぐずってほしくないと思っていると、子どもは自分の脳の中の反応を変えることで親に適応しようとします。

ということは、親がトイレのことを嫌だと思えば子どももそう思うし、親がうんちをマイナスに捉えれば同様に認識します。親の振る舞いが子どもに与える影響は大きいのです。

だからこそ、親がトイレやうんちに関してポジティブなイメージを持つことが大切です。

子どもからうんちについて問いかけられたら、待ってましたと言わんばかりに、目を輝かせながら回答してほしいものです。決して「そんな汚い話はやめて」なんて言ってはいけませんよ。

## 公共トイレが子どもに与える影響

精神科医のS先生と話していて、ハッとしたのが「公共トイレの質」です。

公共トイレの質は、社会の質であり、子どもたちの感情を育む大切な要素だったのです。どういうことかと言うと、例えば、「公園のトイレや公衆トイレは汚いから使うのをやめなさい」という発言をしてしまうと、子どもはトイレのことをよくないものと認知します。「トイレ＝汚いところ」、さらには「外出時にうんちをすること＝悪いこと」、もっとエスカレートして「学校という公共の場でうんちをする人＝悪い人」になってしまう可能性すらあります。これは、学校でうんちをする人への非難にもつながります。

つまり、公共トイレの質が子どもの人格形成に影響を与えていることになります。

公共トイレが汚いのはしょうがない、なんて言ってる場合じゃなかったのです。

## うんちもコミュニケーションも緩めることが大事

副交感神経の一つに腹側迷走神経複合体と呼ばれる部分があります。この部分は、心を緩める信号を出す役割で、人間の社会的コミュニケーションを担っているとも言われています。うんちをするときに優位になるのは副交感神経ですので、大きな意味ではうんちをすることとコミュニケーションは同じ神経がつかさどっていると言えるのではないでしょうか。

心を緩めることがうんちをするにもコミュニケーションにも大事ということです。

繰り返しになりますが、私たち大人は、公共トイレの良し悪しが、子どもの人格形成に影響を与えていることを肝に銘じるべきです。そして、この心理的影響が社会的コミュニケーションにも大いに関連していると私は思います。

外出時は、「親子で安心してトイレに行ける」、「気持ちよくオムツ替えができる」、そんなトイレ環境が子どもの成長にとても重要だということです。公共トイレを整備して維持管理する方々には、子どもの成長を支えるという使命を持って取り組んでもらいたいと思います。

# 第6章

# 災害時のうんち

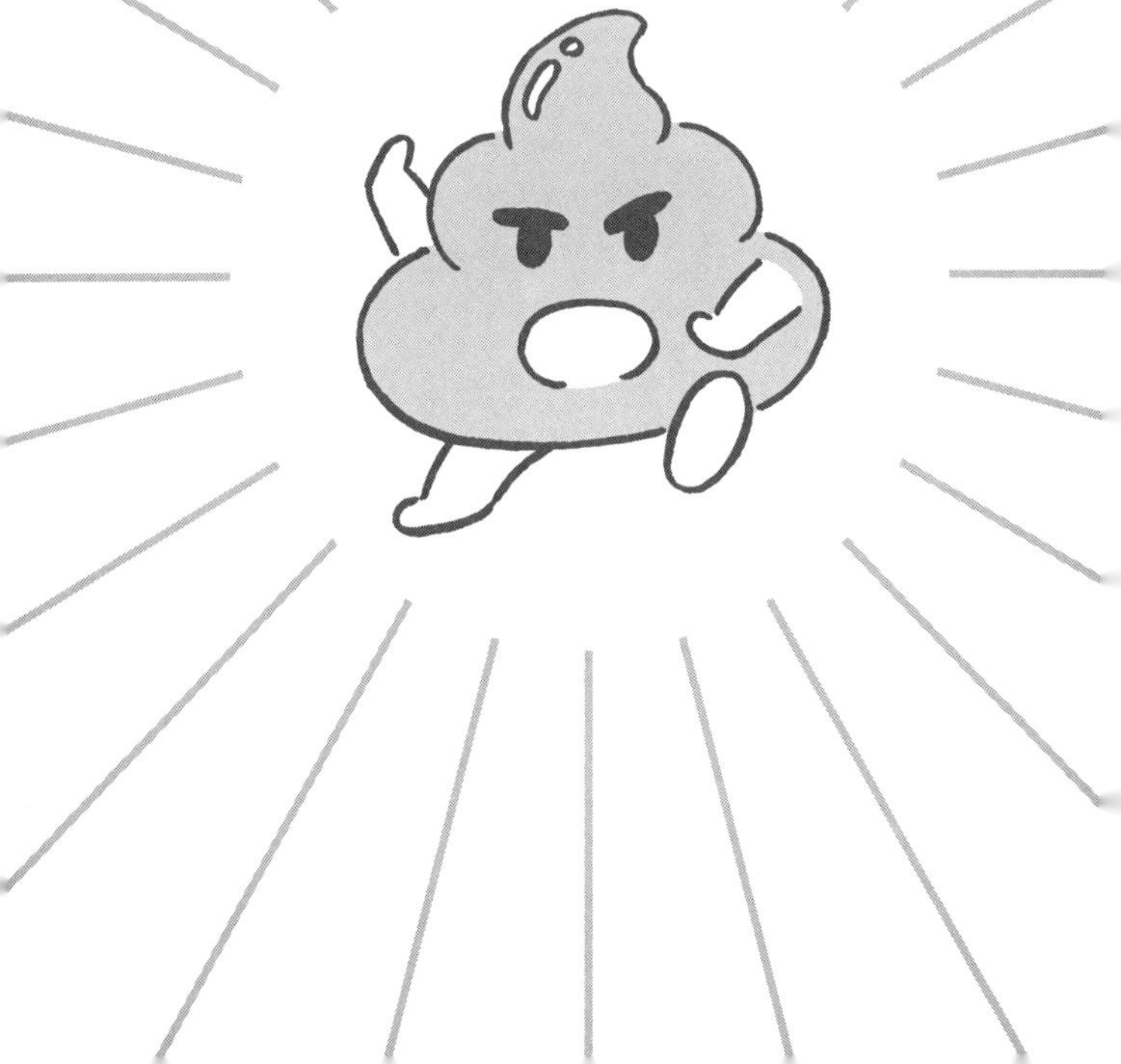

# 震災後、あなたのトイレは使えなくなる

## 地震後、6時間以内にトイレに行きたくなった人が63%

　1995年1月17日に阪神・淡路大震災がありました。

　神戸市役所に勤めている方から聞いたのですが、役所で震災当時を知る人はかなり少なくなったそうです。それもそのはず、阪神・淡路大震災が起きてから2018年現在で、23年もの月日がたっています。

　震災当時、40代で現場を指揮されていた方々は、もう定年を迎えているわけです。

　とはいえ、私たちは被災者の経験に学び、これからの防災に活かすことが重要です。

　そこで、今回は地震のときに水洗トイレがどうなるのかをご説明します。

　私たちが日々当たり前のように使っている水洗トイレは、給水、電気、排水が機能してこそ成り立つシステムです。

　そのため、地震でどれか1つでも機能停止すると、ほとんどの水洗トイレは使えなくなり、ただの器になってしまいます。

阪神・淡路大震災のときは、兵庫県内の90％以上にあたる125万世帯で断水し、水洗トイレが使用できなくなりました。このときは「トイレパニック」という言葉が生まれたほど大変なことになりました。

災害時は、過度なストレスで体調を崩し、下痢やおう吐をする人もいます。そうならなかったとしても、一般的に2〜3時間ごとに1回はトイレに行きたくなるものです。

「地震発生後、6時間以内にトイレに行きたくなった人」が73％いたという調査結果もあります。

避難所等において、水が出ない、もしくは排水管の損傷で流せないトイレは、あっという間にうんちやおしっこで満杯になってしまいます。

不快なトイレは私たちの健康に深刻な被害を及ぼします。

## 不便・不快なトイレが引き起こす2つの問題

1つ目の問題は、エコノミークラス症候群などの命に関わる病気を誘発する可能性です。

「トイレが不便な状態」というのは、例えば「屋外の仮設トイレが怖い」「トイレまでが遠い」「寒い」「臭い」「男女に分かれていない」「行くまでに段差がある」「トイレ待ちの人で長蛇の列ができている」などです。

そうすると、意識的にも無意識的にも水を飲むことを控えがちになってしまいます。理由は簡単です。飲まなければトイレに行く回数を減らせるからです。

しかし、「水を飲むことを控える」という行為が命取りになります。

私たちの体は、水分を摂らないと体調を崩しやすくなります。血圧は上がるし、脱水症も心配されます。エコノミークラス症候群、心筋梗塞、脳梗塞、誤嚥性肺炎などで命を落とすことにもつながります。

2つ目の問題は、感染症です。うんちには感染性胃腸炎等を引き起こす病原体が含まれています。「停電で換気できない」「掃除する水がない」「手を洗う水がない」という状況で、うんちが山盛りのトイレは、まさに感染症の温床となります。

夜になれば真っ暗な中でトイレを使わざるを得ないので、普段より汚れてしまいます。身体が弱っているところに、このようなトイレ環境では、感染症が蔓延するリスクが高まります。

つまり、トイレ問題は、一人ひとりの健康と集団での衛生に関わる問題なのです。

ですから、「たかがトイレ」ではなく、「震災関連死にもつながる深刻な問題」として捉えるべきです。

繰り返しになりますが、大きな地震のときは、水洗トイレが使えなくなります。そのとき、トイレ対応は真っ先に行うべきです。

あれこれしている間に、誰かがトイレを使ってしまいます。

ここで、東日本大震災のときに岩手県釜石市白山小学校で避難所世話人をされた方からのメッセージを紹介します。

地震が起きたとき、真っ先に行うのは安全の確保と安否確認。避難所に行けば、場所の確保、次に食べものが心配になる。トイレのことは、そのあとぐらいに気になるのだけど、それでは遅い。トイレは命に関わる。できるだけ早く対応しなければならない。

「トイレの備えがなければ、食事も生活も成り立たない」と肝に銘じてください。トイレ問題は命と尊厳に関わります。

# 携帯トイレがあなたの安心を守ってくれる

## 「携帯トイレ」を知っていますか？

携帯電話ではなく、携帯ラジオでもなく、携帯トイレです。

携帯トイレというのは、その名のとおり持ち運べるトイレです。

もしかしたら、カーショップやホームセンターで見たことがある方もいるかもしれませんね。

簡単に言うと、うんちとおしっこを入れる袋で、水が流れなくなった便器に取り付けて、その中に排泄します。

袋の中には吸収シートが入っているタイプと、使用前や使用後に凝固剤を入れるタイプがあります。

うんちは80%が水分で、おしっこは１００%が水分。つまり、うんちとおしっこはかなりの割合が水分なので、それを吸収もしくは凝固して安定化することが目的です。

液体というのは保管することを考えた場合、とても不安定な状態なのです。袋が破れて、液体が漏れたら大変ですからね。

　袋の中で固めたうんちとおしっこは、可燃ごみとして回収する地域が多いと思いますが、念のため市区町村に確認してください。

　ということは、回収されるまで、自宅で保管しておくことも考えなければなりません。臭いが漏れない箱に入れたり、消臭剤を用意したりすることも必要です。1つのごみ袋に使用済みの携帯トイレをたくさん入れすぎると、持てないくらい重くなるので注意してください。

　うんちとおしっこは大部分が水分なので、とても重いです。

　断水や給排水管が壊れて水洗トイレが使えなくなると、屋外に設置された仮設トイレなどを使うことになります。夜間は怖くて行きたくないでしょうし、中高層階に住んでいるとしたら、トイレのたびに階段を上り下りするのは大変ですよね。

　そんなときに、携帯トイレがあれば、外のトイレに行かなくて済むので安心です。日ごろ、座り慣れた室内の便器、鍵がかかるトイレを活用すべきです。

　大きな地震が起きたときは、真っ先に自宅のトイレに携帯トイレを取り付けてください。水洗トイレが使えるかどうかは、あとで考えればよいのです。

もし、水洗トイレが使えることがわかったら、携帯トイレを外すだけです。逆はできません。水が出ないところに一度でも排泄してしまったら、それを取り除くのは大変です。

水や食料があったとしても、トイレの備えがなければ、そこで生活することができないと覚えておいてください。

**備えておく携帯トイレの量の目安は?**

では、どのくらいの量を備えればよいのでしょうか?

それを知るには、まず自分がトイレに行く回数を知ることが必要です。

トイレに行く回数は、個人差だけでなく体調によっても異なりますが、私は1日7回くらいです。みなさんも自分のトイレの回数を把握しておくと良いですよ。

でも、災害時は今と同じように飲んだり食べたりはできないでしょうから、仮に5回に設定してみましょう。

4人家族の場合は、次のようになります。

4人（家族の人数）×5回（1日トイレに行く回数）×7日間（備蓄日数）＝140回

これを参考に、ぜひみなさんも計算してみてください。

トイレに行く回数は、家族全員で記録することをお勧めします。

また、備蓄日数については備えてほしい日数を示しました。これだけ備えれば安心という日数はありませんが、少なくとも1週間は備えてほしいものです。

東日本大震災のとき、水洗トイレが使えるようになるまでに35日かかった地域もありました。1週間の備えは、決して大げさではないと思います。

携帯トイレの値段は様々ですが、1回分でおよそ100円～200円ぐらいです。ホームセンターやネットで購入することができます。具体的な商品の内容は、災害用トイレガイド（https://www.toilet.or.jp/toilet-guide/）を参考にしてください。

ただ、使用済みの携帯トイレは、前述のとおり一般的には可燃ごみになりますので、効率的に使用することも必要だと思います。携帯トイレの吸収量や凝固量の目安とおしっこ1回あたりの量がわかれば、吸収できる範囲内で複数回、使用することも考えられます。

ただし、複数回使用できるものとそうでないものがあるので注意が必要です。うんちの場合は、臭いのこともあるので、できれば毎回交換するのがよいでしょう。

また、携帯トイレを使うのは夜間や早朝などにして、昼間は屋外の仮設トイレ等を使うという方法もありですね。

災害時は、日常をできるだけ早く取り戻すことが安心につながります。

そんなとき、いつもと同じトイレを使えることが大切なのです。

お隣さんにトイレを借りる、なんてことはなかなかできませんからね。

携帯トイレ、ぜひ備えてください！

そしてもしできることなら、一度自宅で使ってみることをお勧めします。

そうすると、自分にとって使いやすい携帯トイレがどれなのかを正しく知ることができますし、一度使ったことがあるという経験が、いざというときにきっと役立ちます。

# 災害時の強い味方、マンホールトイレ

## 災害用の特別なトイレ

災害時のトイレ対策の新しいムーブメントをご紹介します。

水洗トイレで用を足したうんちやおしっこは、建物内の排水管を通って下水道に流れていきます。下水道は道路の下に張り巡らされていて、最終的には下水処理場につながっています。うんちやおしっこはそこで処理され、浄化された水は海や川に放流します。これは、小学生の頃に社会科の授業で習いましたよね。

下水道は、うんちやおしっこだけでなく、台所やお風呂、洗濯などで出てくる汚れた水を生活空間から運び出してくれます。

さらに、雨水が街なかに溢れないようにもしてくれます。

もし下水道がなかったら、街中がうんちやおしっこだらけになり、ネズミやハエなどを媒介にして、感染症が蔓延することになります。

中世ヨーロッパの人々は、うんちやおしっこを窓から捨てていたことで感染症に苦しめ

**マンホールトイレの構造イメージ**

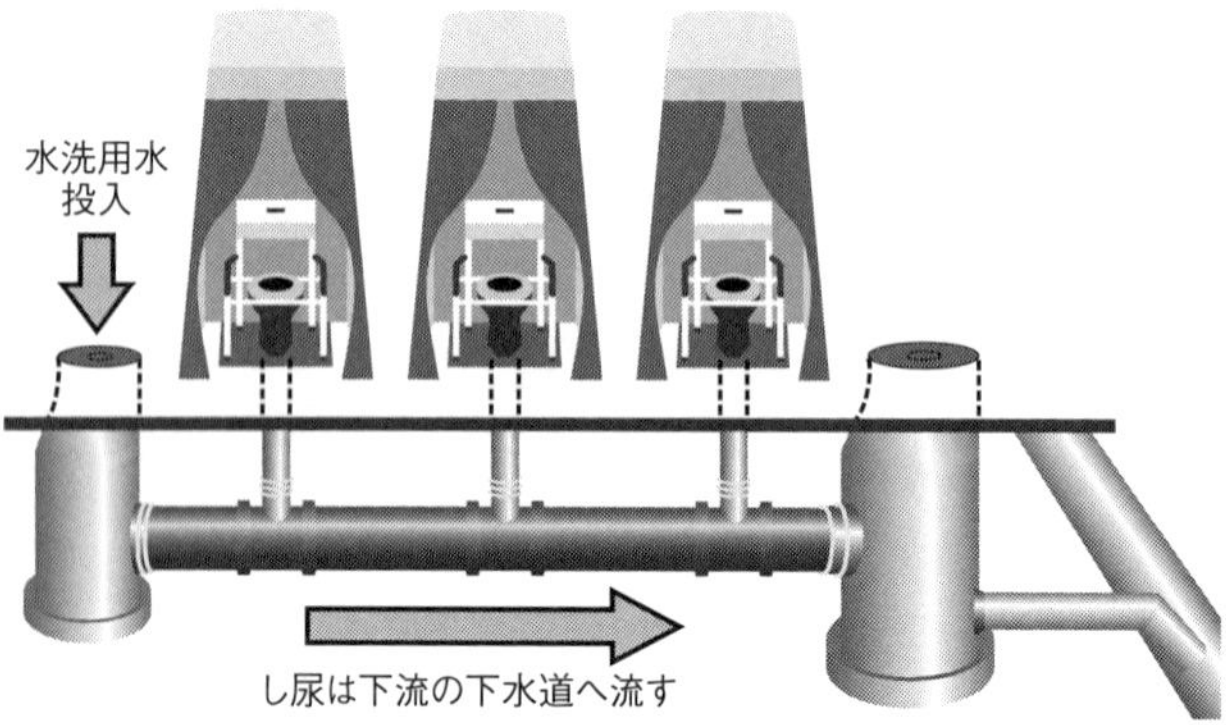


られました。

また、日本でもコレラや赤痢が蔓延した時代がありましたよね。特にコレラに関しては、江戸時代と明治時代に大流行して、多くの人の命を奪いました。

災害時は停電や断水などで、多くの水洗トイレは使えなくなってしまいますが、下水道を活用した災害用の特別なトイレがあります。

その名は「マンホールトイレ」。

みなさんは「マンホールトイレ」と聞くと、どのようなトイレをイメージするでしょうか？

簡単に言うと、災害時にマンホールの蓋を開けて、その上に組み立て式のトイレ室と便器を取り付けて完成！　というものです。

１９９５年の阪神・淡路大震災のとき、他

**屋外に設置される仮設トイレ**

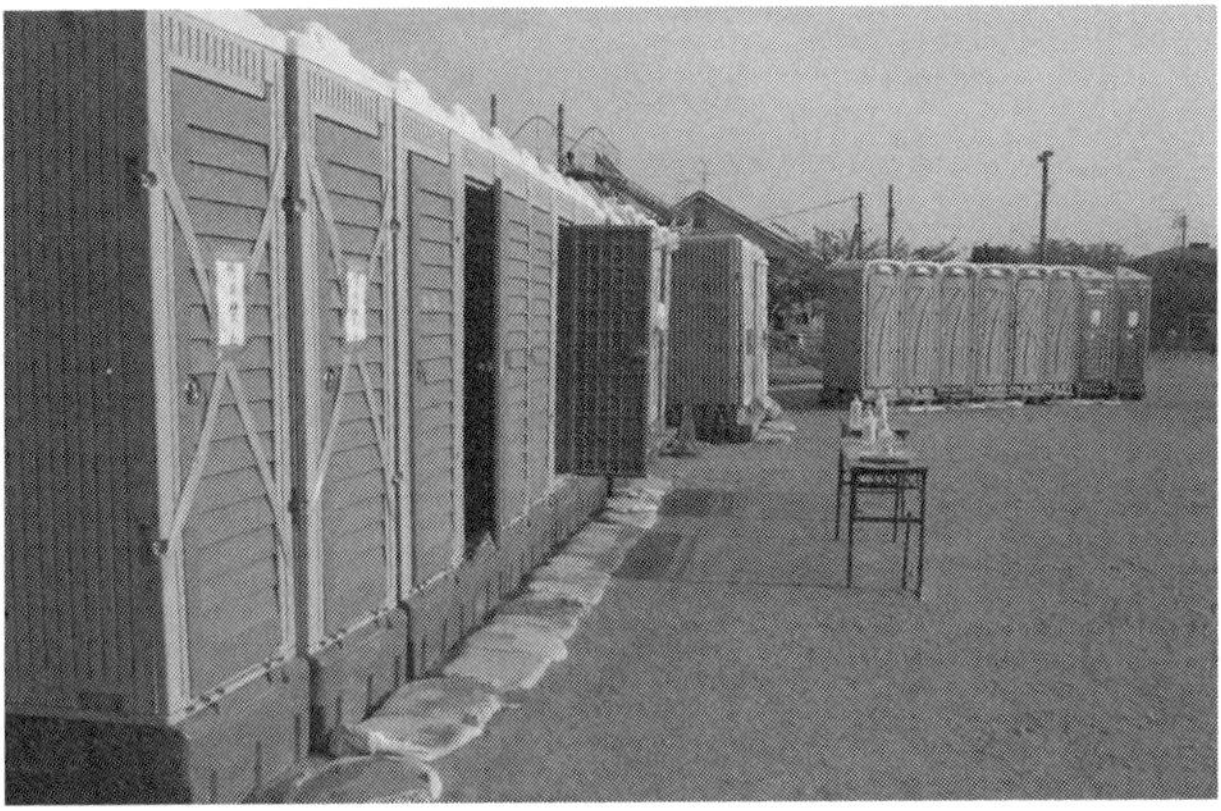

写真：日本トイレ研究所

の地域から現場に入った行政職員の中には「被災者のトイレを借りるのは申し訳ない」と、オムツを着けて作業を行っていた方もいたそうです。

そんな中、被災者の方々がやむを得ずマンホールの蓋を開けて用を足していたことにヒントを得て、支援に入っていた行政職員とマンホールの蓋を製造している企業が力を合わせて開発したのがマンホールトイレです。

通常、屋外に設置される仮設トイレは、便器の下部に便槽（うんちやおしっこを溜めるところ）があるので、トイレを使うときに段差を上がる必要があります。そのため、高齢者や足腰の悪い方には負担が大きいものでした。

## 災害用トイレ別の主な特徴と留意点

| 災害用トイレ | 特徴 | 留意点 |
| --- | --- | --- |
| 携帯トイレ<br>簡易トイレ | ・発災直後に断水、停電、排水不可の状況であっても備蓄されていればすぐに使用可能<br>・屋内のトイレ室を活用して使用することができるため、基本的には新たなスペースが不要 | ・排泄場所の確保が必要<br>・排泄後の処理や臭気対策が必要 |
| マンホール<br>トイレ | ・備蓄が容易で、日常使用している水洗トイレに近い環境を迅速に確保できる<br>・し尿を下水道管路に流下させることができるため衛生的であり、臭気、し尿抜き取りが軽減される<br>・入口の段差を最小限にすることができるため、要配慮者が使用しやすい | ・鍵・照明の設置等の安全対策が必要<br>・鉄蓋の開閉方法、トイレ室の組立方法等、一般に知られていない<br>・放流先の下水道施設の流下能力と耐震化の状況に応じて適用性が異なる |
| 仮設トイレ | ・繰り返し使用や輸送に耐えうるよう堅牢な造りのものが多い<br>・日常的に建設現場やイベント等で利用されており、馴染み深い<br>・一部の仮設トイレには、フラップ式による防虫・防臭対策を施したものや固液分離(大便と小便を分離する)の機能をもつものがある。 | ・保管場所の確保が難しい場合等で、調達までに時間を要する場合がある<br>・便器下に便槽を備えているため、入口に段差がある<br>・一般に、し尿抜き取りが必要 |

出典:「マンホールトイレ整備・運用のためのガイドライン」(国土交通省 水管理・国土保全局 下水道部)

マンホールトイレは、段差がないところが利点です。

さらに、マンホールの下の管路は下水道につながっているので、基本的にはくみ取る必要がありません。

液状化や地盤沈下で使えなくなることも考慮する必要がありますが、すでに備えてある設備ですので、被災後すぐに活用できる可能性が高いのも利点です。

マンホールトイレの技術的なことや整備に関することは「マンホールトイレ整備・運用のためのガイドライン」(国土交通省)にまとめられています。

このガイドラインはマンホールトイレを整備する人を対象にしたものですが、一般の人にもわかりやすいようにイラストでも紹介されていますので、快適なトイレ環境をつくるためのチェックリストなどに関心のある方はぜひご覧ください

## トイレに使えるマンホールはどれ？

ここで注意が必要です。

マンホールトイレの話をすると、「家のまわりにマンホールがたくさんあるから、それを開けて使えばいいんだ！」と考える人もいますが、それは基本的にダメです。

通常のマンホールは、下水道の点検などをするためのもので、容易に開けられないように作られています。

それに、勝手にマンホールのフタを開けると穴に落ちる危険性があります。大きな下水道管だと、直径が8メートルを超えるものもあります。落ちてしまったら死んでしまいますよね。

では、どのマンホールならいいのでしょうか。

実は、マンホールトイレの多くは、次ページの写真のように専用のマンホールとして設置されています。

ですから、みなさんの避難所にマンホールトイレがあるかどうか、あるとしたらどこにあるのか、また、便器やトイレ室はどこにしまってあるのかを確認することが必要です。「整備してあったけれど、土で埋もれてしまって探すのに大変だった」ということもあります。

災害用トイレのマンホール

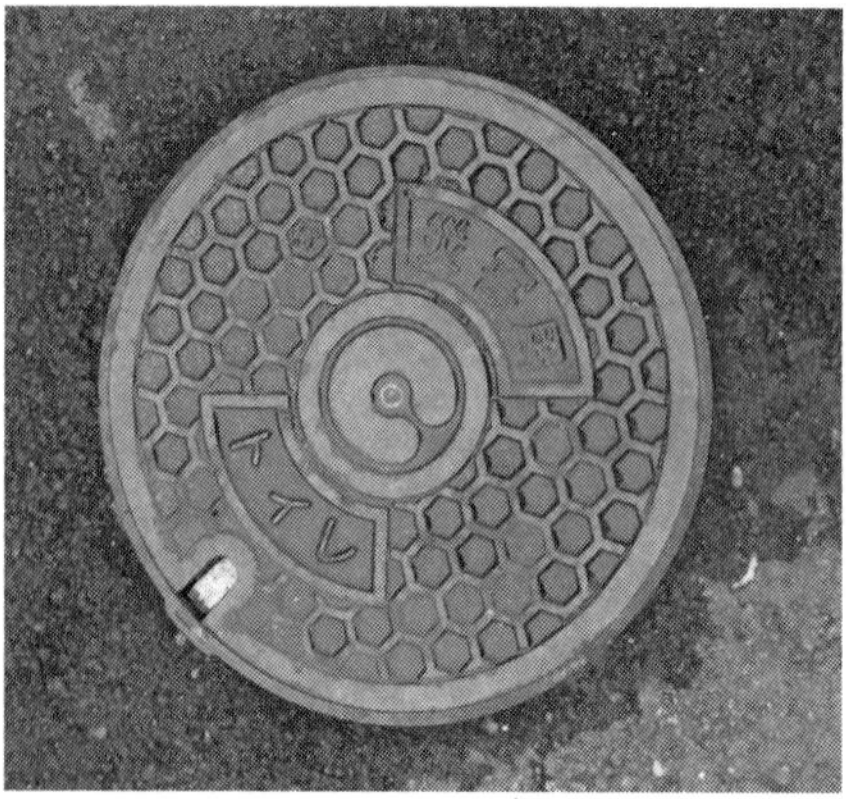


写真：日本トイレ研究所

2016年の熊本地震のときは熊本市の避難所でマンホールトイレが活躍しました。

また、東日本大震災のときは、宮城県の東松島市でも活躍しました。その教訓を踏まえ、東松島市ではマンホールトイレの改善に積極的に取り組んでいます。

例えば、トイレ室のパネルを男女別々の色にしたり、扉の施錠はもちろんのこと、トイレ室の中に棚やフックを設置したり、女性用には防犯ブザーとサニタリーボックスもあります。トイレ内外には照明もあります。

さらに東松島市がすごいのは、このマン

**東松島市のマンホールトイレ**

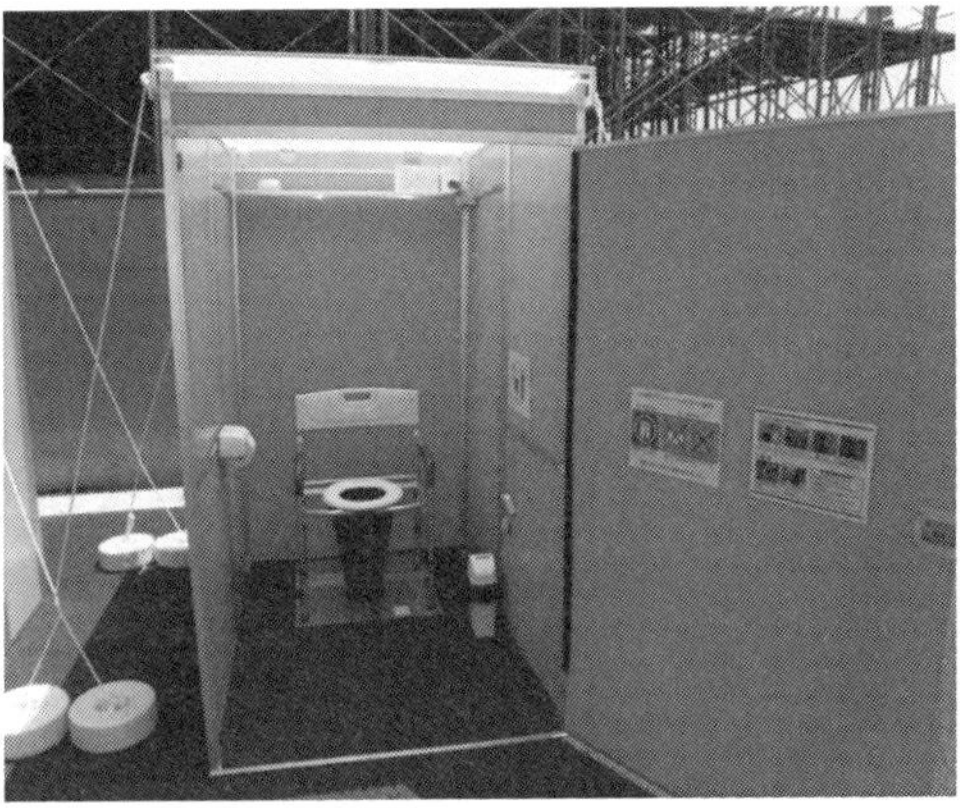

提供：宮城県東松島市建設部下水道課

ホールトイレを日常のお祭りなどでも使っていることです。最近では4つのお祭りで使用しました。

イベントでマンホールトイレ利用者に感想を聞いたところ約8割が「思ったより、良かった」と回答しているそうです。

お祭りに来た人に使ってもらうことで、マンホールトイレの存在だけでなく、使い方を共有することができます。また、使用や維持管理についての課題も明確になります。そうすることで、改善が進みます。

事前に一度も使ったことがないと、そのトイレが使いやすいものなのかどうかわかりません。災害時に出して初めて気づくのでは、遅いのです。

地域のお祭り、お花見、マラソン大会、小中学校の運動会など、マンホールトイレのニーズはたくさんあると思います。

いざというとき、ではなく、日ごろからマンホールトイレを使う！

そんなムーブメントを起こしたいですね。

誰もが使える仕組みこそ、本当に役立つ防災だと思います。

# 震災経験から生まれたトイレのガイドライン

## トイレの備えは命に関わる

阪神・淡路大震災、新潟県中越地震、東日本大震災、熊本地震など、大きな災害が起きるたびに、私たちはトイレ問題に悩まされてきました。

繰り返しになりますが、災害時は断水などで水洗トイレが使えず、私たちの生活環境は不衛生になります。

「トイレの換気扇が止まってしまう」「手が洗えない」「トイレ掃除ができない」「水が流れないことに気づかずにトイレを使ってしまい、便器がうんちとおしっこで満杯になる」など、いろいろな問題が発生します。

そんなトイレに行きたいと思う人はいません。

そして、トイレが嫌になると、トイレにできるだけ行かなくて済むように、水を飲むことを控えてしまい、体調を崩してしまうのです。

最悪の場合、命を落とすことにもなります。

**備えられていなかったために困った機能（地震直後）**

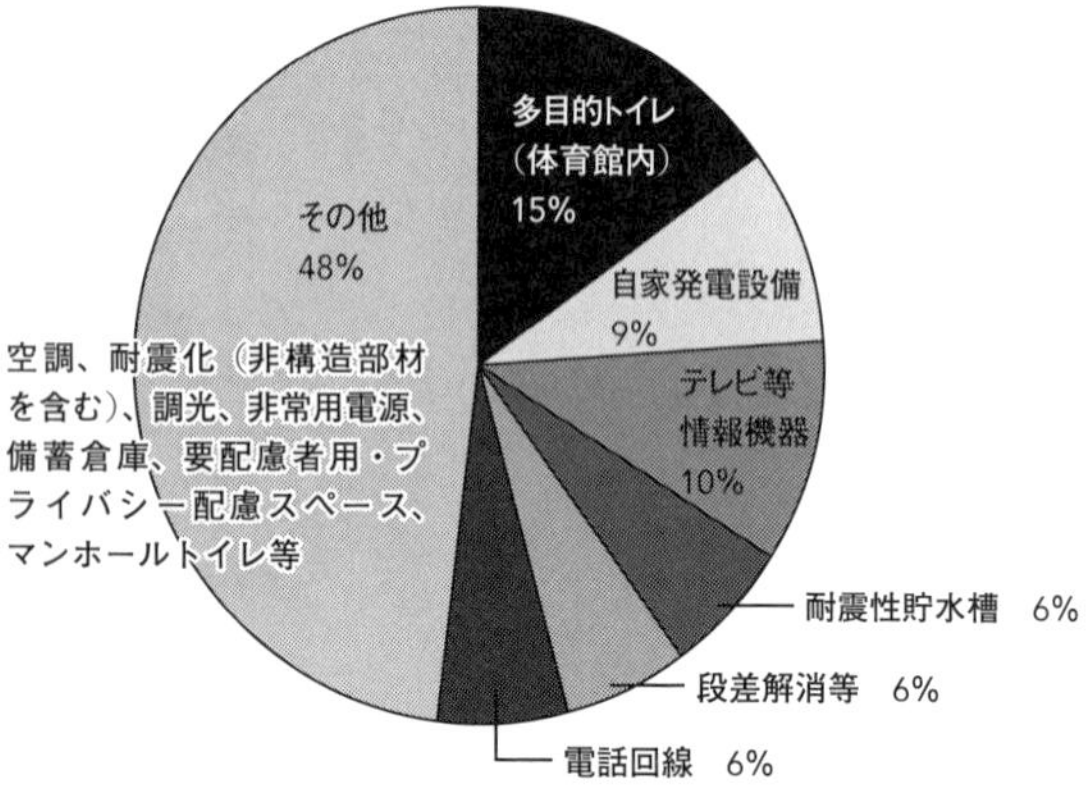


出典：熊本地震の被害を踏まえた学校施設の整備に関する検討会資料（熊本県教育委員会）

震災時の被災生活において、急激な環境変化に伴うストレスなどで持病や体調が悪化して亡くなってしまうことを「関連死」と言います。

２０１８年１月４日の毎日新聞では、２０１８年１月３日現在において「熊本県で１９７人、大分県で３人の計２００人を震災関連死に認定」「２００人全員の死因は明らかではないが、熊本県が17年8月末に関連死した被災者の死因を調べたところ、呼吸器系疾患53人、循環器系疾患50人、突然死など28人――が目立った」という報道がありました。

熊本県教育委員会が避難所となった学校を対象に実施したアンケートでは、「備えられていなかったために困った機能」（上図）として最も多かったのが多目的トイレ（体育館内）でした。

「多目的トイレ（体育館内）」という文言だけだと少しわかりにくいので、熊本県教育委員会の資料を調べてみると、トイレに関しては以下のような記述がありました。

避難所となっている体育館内にトイレがないため、屋外トイレを利用。高齢者等が往復するのに不便であった。また、グランド等で車中泊の避難者と共同で利用すること、トイレ利用の時間帯が重なるため行列ができる状態であった。

水の断絶により水洗トイレが利用できず。仮設トイレが設置されたが、くみ取りの処理、照明、和式等の問題があり

関連死の原因は明らかになっていませんが、エコノミークラス症候群などの循環器系疾患とトイレ問題は深く関連していると思います。

災害時のトイレ問題は、多くの健康被害と衛生環境の悪化をもたらし、人としての尊厳が傷つけられることにもつながります。

## 初の避難所向けトイレガイドラインが登場

そこで、平成28年4月、内閣府（防災担当）は、これまでの災害経験を踏まえ、避難生活を支援する行政が取り組むべきトイレ対策の指針を示しました。それが「避難所におけるトイレの確保・管理ガイドライン」です。

私が知る限りでは、避難所のトイレのガイドラインができたのは初めてです。

このガイドラインには、災害時のトイレの確保・管理に関する配慮事項、トイレの必要数、トイレを衛生的に管理する方法、市町村が実施すべき業務リストなどが具体的に示されています。

ここでは「トイレの必要数」について解説します。

これまで日本では、避難所のトイレの必要数の提示がありませんでした。

「えっ、なかったの!?」と驚いてしまいますよね。

ガイドラインには、過去の事例として次ページの表の内容が紹介されています。これを見ると、「20人に1基あれば問題ないけれど、75人に1基だとギリギリかなぁ」という感じだと思います。

ちなみに、阪神・淡路大震災のときの避難所（神戸市）における仮設トイレ設置数と避

**過去の災害における仮設トイレの数**

| 災害名 | 仮設トイレの数 | 状況等 |
|---|---|---|
| 北海道南西沖地震 | 約20人に1基 | 混乱なし |
| 阪神・淡路大震災 | 約75人に1基 | 左記の数量が配備された段階で苦情がほとんどなくなる。 |
| 雲仙普賢岳噴火災害 | 約120人～140人に1基 | 不足気味 |

出典:震災時のトイレ対策((財)日本消防設備安全センター 1997年発行)

難者数のデータもあります。記録によると仮設トイレが約100人に1基行き渡った時点で苦情がかなり減り、約75人に1基の時点で苦情がほとんどなくなったとされています。

一方、国連機関であるUNHCR(国連難民高等弁務官事務所)が示す緊急事態における数量の目安としては、段階的に「第1案 1世帯1基」「第2案 20人あたり1基」「第3案 100人あたり1個室または1排泄区域」の3つが設定されています。

さらに、スフィア・プロジェクトという人道憲章と人道対応に関する最低基準を見てみると、「一時滞在センターにおいては50人につき1基」となっています。

以上のことを踏まえ、ガイドラインでは、市町村が確保すべきトイレの数は以下のように示されています。

・災害発生当初は、避難者約50人あたり1基
・その後、避難が長期化する場合には、約20人あたり1基

・トイレの平均的な使用回数は、（1人あたり）1日5回を一つの目安として、備蓄や災害時用トイレの確保計画を作成することが望ましい。

ただし、ここで注意が必要です。

**トイレの設置実績（神戸市）**

| 日時 | 設置基数（累計） | 避難者数 | 通水率（平均） | 備考 |
|---|---|---|---|---|
| 1月18日 | 79基 | 134,007人 | － | |
| 1月20日 | 280期 | 205,214人 | 23.8% | |
| 1月21日 | 524基 | 214,696人 | 29.8% | |
| 1月22日 | 724基 | 231,090人 | 40.8% | |
| 1月24日 | 1,143基 | 236,899人 | 43.5% | 200人に1基 |
| 1月25日 | 1,473基 | 235,833人 | 44.7% | 160人に1基 |
| 1月31日 | 2,381基 | 233,453人 | 58.8% | 100人に1基 |
| 2月2日 | 2,421基 | 219,562人 | 62.2% | 90人に1基 |
| 2月4日 | 2,674基 | 208,765人 | 64.2% | 80人に1基 |
| 2月7日 | 2,826基 | 196,955人 | 70.3% | 70人に1基 |
| 2月20日 | 3,041基 | 177,784人 | 81.1% | 60人に1基 |
| 3月1日 | 2,938基 | 159,742人 | 93.7% | |
| 3月31日 | 2,214基 | 72,254人 | 99.9% | |
| 4月30日 | 1,216期 | 46,120人 | 100.0% | 4/17からは通水率100% |

設置基数は神戸市を経由せずにボランティア等が設置したものを含む。
出典：震災時のトイレ対策（（財）日本消防設備安全センター、1997年発行）

ガイドラインでは、トイレの数を「避難所となる建物の中にあるトイレの個室（洋式便器で携帯トイレを使用）」と「災害用トイレ（仮設トイレやマンホールトイレ）」を合わせた数としています。

仮設トイレだけですべてをまかなおうとすると、かなりの数の仮設トイレを集めなければいけません。

だからこそ、複数のタイプの災害用トイレを組み合わせて備えることが大切なのです。

また、障がい者や高齢者などにとって必要なバリアフリーなトイレは、前述の個数に含めず、避難者の人数やニーズに合わせて確保することが示されています。

例えば、お年寄りがたくさんいる避難所に和式の仮設トイレが届いても困ってしまいます。

さらに言えば、ガイドラインの数値は重要ではありますが、あくまで目安なので、避難者の状況やトイレの待ち時間などをチェックしながら、よりよくしていくことが必要です。トイレは配備して終わりではなく、安心して使ってもらっているかどうかが重要なポイントです。

みなさんが避難する場所は、おそらく近所の小中学校ですよね。

避難したときに、どのトイレを使うのか。どのくらい備えているのか。そのトイレは使いやすいのか。ぜひチェックしてみてください。

繰り返しになりますが、トイレは命に関わります。

いざというときも、安心してトイレに行けることが大切なのです。

# 最新仮設トイレ事情

## 仮設トイレが「無骨」な理由

最近では少なくなった「電話ボックス」。この電話ボックスと同じくらいの大きさで、簡単に運搬できるトイレのことを「仮設トイレ」と言います。

花火大会、マラソン大会、野外フェスなどに設置されるので、一度くらい使ったことがありますよね。

仮設トイレのうんちやおしっこは下水道には流れず、タンクに溜めたものをバキュームカーでくみ取るのが基本です。仮設トイレに入るときに2段くらいの段差があるのは、便器の真下にうんちやおしっこを溜めておくタンクがあるからです。

前の人のうんちやおしっこが丸見えのタイプもあり、夏の暑い時期はかなり臭くなります。

使ったことがあれば、この不快感、わかりますよね。

この仮設トイレは、もともとは建設現場で使うために、埃や汚れ、雨風にも強く、コン

**仮設トイレ**

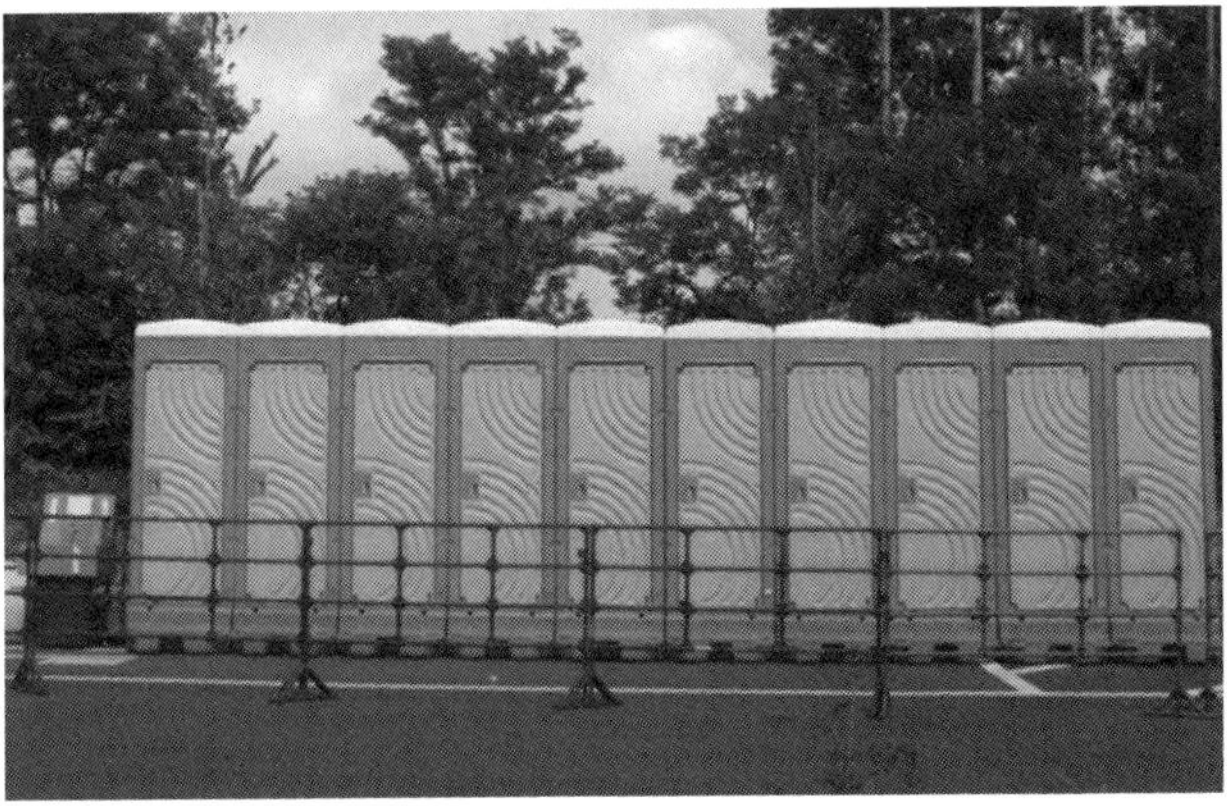
写真：日本トイレ研究所

パクトで運搬しやすく、頑丈であることを重視して開発されました。

　工事の現場で使うためのものを、花火大会などのイベントで使ったり、地震などの災害時に避難所で設置したりしています。

　避難所には、けがをした人、高齢者、障がい者、そして子どもたちもいます。

　このような方々にとって、仮設トイレが使いやすいでしょうか？

　足腰の弱いお年寄りは、しゃがむことができないので、せっかくトイレが届いても和式便器では使用できません。

　中には無理に使おうとして、トイレから転げ落ちて骨折した人もいます。

**「快適トイレ」に求める仕様・機能・付属品**

| No | 機能・付属品等 | 仕様の内容 | |
|---|---|---|---|
| 1. | 快適トイレに求める標準仕様 | (1) | 洋式便座 |
| | | (2) | 水洗機能(簡易水洗、し尿処理装置付きを含む) |
| | | (3) | 臭い逆流防止機能(フラッパー機能)(必要に応じて消臭剤等を活用し臭い対策を取ること) |
| | | (4) | 容易に開かない施錠機能(二重ロック等)(二重ロックの備えがなくても容易に開かないことを製造者が説明できるもの) |
| | | (5) | 照明設備(電源がなくてもよいもの) |
| | | (6) | 衣類掛け等のフック付、または、荷物置き場設備機能(耐荷重5kg以上) |
| 2. | 快適トイレとして活用するために備える付属品 | (7) | 男女別の明確な表示 |
| | | (8) | 入口の目隠し設置(男女別トイレの間も含め直接見えないような配置等) |
| | | (9) | サニタリーボックス(女性専用に限る) |
| | | (10) | 鏡付き洗面台 |
| | | (11) | 便座除菌シート等の衛生用品 |
| 3. | 推奨する仕様、付属品 | (12) | 室内寸法900×900mm以上 |
| | | (13) | 擬音装置 |
| | | (14) | 着替え台(フィッティングボード等) |
| | | (15) | フラッパー機能の多重化 |
| | | (16) | 窓など室内温度の調整が可能な設備 |
| | | (17) | 小物置き場等(トイレットペーパー予備置き場) |

1および2の項目は必ず備えるものとする
3の項目は、無くてもよいが、あればより快適に使用できると思われるもの

## 仮設トイレのイメージ一新を目指す

そんな中、「臭い」「使いにくい」というイメージだった仮設トイレが進化を遂げようとしています。

平成28年8月、国土交通省は建設現場の職場環境の改善を目的として、男女とも快適に使用できる仮設トイレを「快適トイレ」と名付けるとともに、「快適トイレ」に求める機能を発表しました。

さらに、平成28年10月1日以降に国土交通省が入札手続きを開始する土木工事においては、快適トイレを基本としています。

快適トイレとは、次ページの写真のようなトイレです。

## 快適トイレのイメージ

①

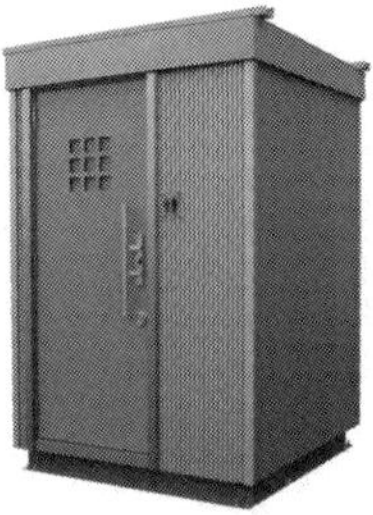

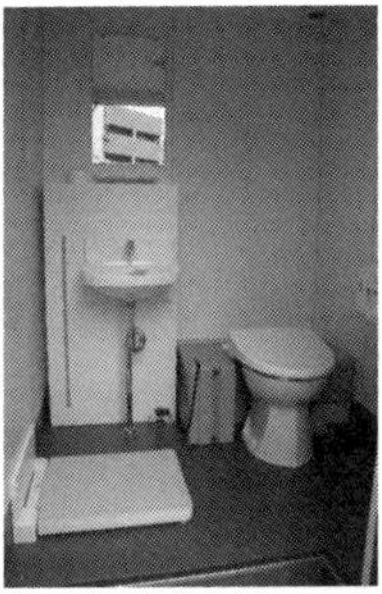

提供：日野興業株式会社

②

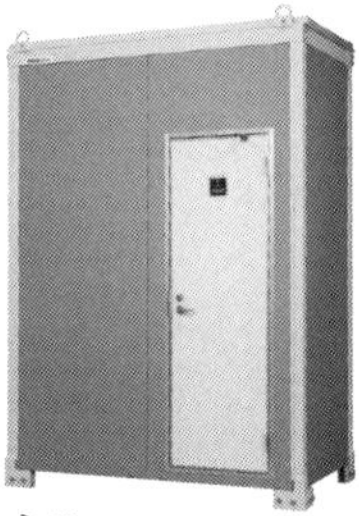

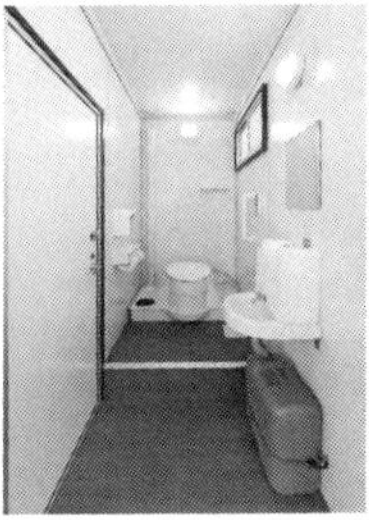

提供：株式会社ハマネツ

③

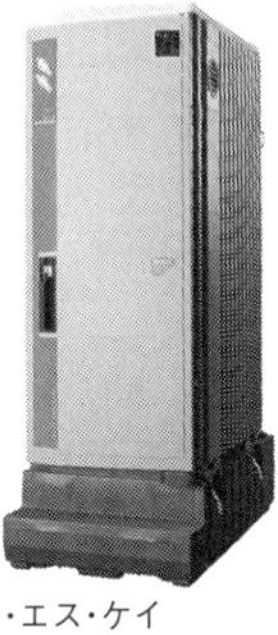

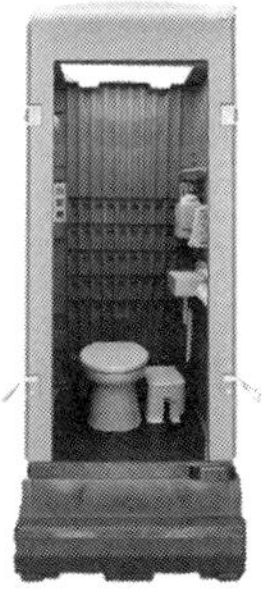

提供：株式会社ビー・エス・ケイ

洋式便座が必須項目なので体力がない方にも使いやすいですし、簡易水洗機能や臭いの逆流を防止するフラッパーもついていますから、快適性が大幅に改善されています。

前ページの①と②の写真のトイレは、うんちやおしっこを溜めるタンクを洋式便器の横や後ろに設けることで、入口の段差を解消しています。

他にも、「室内が広い」「清潔感がある」「設備が充実している」などの改善点があります。

一方で、従来の仮設トイレよりも設置スペースが必要で、トラックにたくさん積めないことや、設備自体のコストアップなどが課題ではありますが、利用者にとって安心で快適であることが大切ですので、「快適トイレ」の普及が進むことを望みます。

**建築現場のトイレが変われば、いろんなトイレが快適になる!**

前述のように、仮設トイレの市場は、建設・建築業界がほとんどです。

ということは、この業界のトイレが変われば、花見や花火大会、マラソン大会、そしてオリンピック・パラリンピックなどなど、様々な屋外イベントのトイレが変わることになります。

さらに、避難所に届けられる仮設トイレも快適トイレに変わっていくことが期待できま

**快適トイレ認定マーク（見本）**

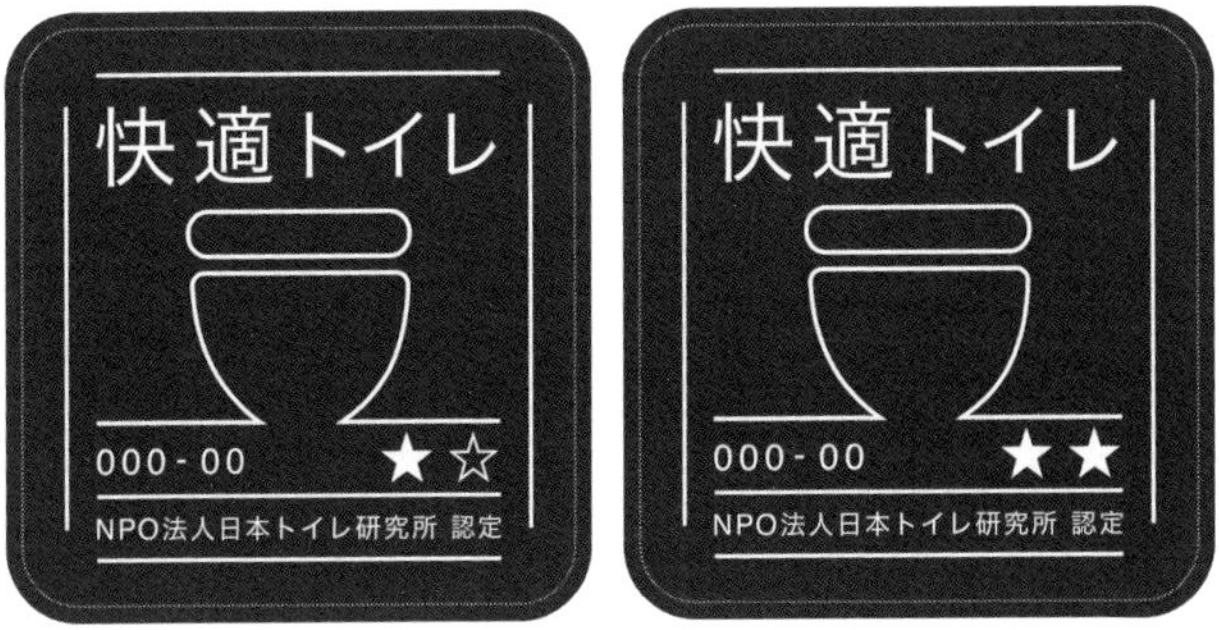


提供：日本トイレ研究所

す。これは屋外のトイレ環境改善に向けた貴重な取り組みです。

トイレが原因で外出を控えてしまっている方も少なくありません。まだまだ課題はありますが、一人でも多くの方が安心して外出できるよう、そして避難所のトイレが少しでもよくなるよう、快適トイレがどんどん普及してほしいと思います。

日本トイレ研究所では、仮設トイレの質的改善と快適トイレの普及を目的に、国土交通省が定める快適トイレの標準仕様を満たした仮設トイレに「快適トイレ認定マーク」を付与しています。

街なかで仮設トイレを見たら、このマークがあるかどうか、ぜひチェックしてみてください。

付録

# 災害時の
# トイレの知恵
# （自宅編）

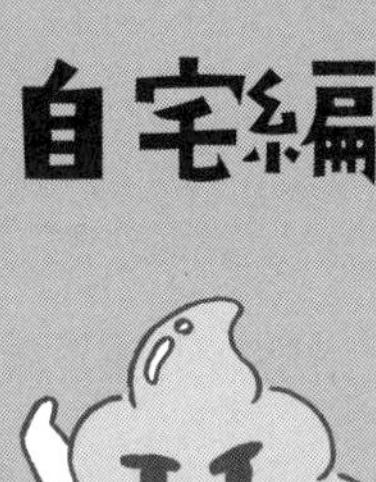

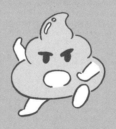

東日本大震災をはじめとして、未曽有の災害が続いています。

トイレ問題の本質は命と尊厳に関わることだと認識しましょう。

例えば災害時にトイレが不便もしくは不快だと、人は水を飲むことを控えてしまいます。水分を控えると、体は弱り、死に至ることにもなります。

ここでは、もし災害に遭遇してしまい、自宅での避難生活を継続することになったときのために、覚えておいてほしいこと、事前に準備しておいてほしいこと、実行してほしいことなどを8つに整理しました。

自分自身を、そして大切な人を守るためにも、ぜひ心に留めておいてください。

**ポイント1：水洗トイレは使えなくなる！**

大きな地震や浸水では、多くの水洗トイレが使えなくなることを知っておきましょう。停電でも断水する場合が少なくありません。水や食料があったとしてもトイレがない場所では生活することはできなくなります。だからこそ、トイレの備えがとても重要です。

水洗トイレの場合、少しの水で無理に流そうとすると排水管が詰まってしまうこともあります。また、詰まらせてしまった状態で使い続けると、汚水が別のところから溢れてしまう場合もあります。

過去の震災では、集合住宅の上階に住んでいる人のうんちやおしっこが1階の便器から溢れたこともありました！　そんなことになったら大変ですよね……。

**ポイント2：携帯トイレを備えよう！**

給水や排水ができなくても、自宅のトイレと便器は活用できます。座り慣れた便器、鍵のかかる個室、安心できる空間を利用しましょう。自宅の便器に携帯トイレを取り付ければ、発災初期は対応が可能です。

夜、真っ暗な状態で屋外の仮設トイレに行くのは怖いですよね。また、早朝の仮設トイレは大混雑しますし、足腰が悪い方は階段の上り下りも大変です。そのためにも日ごろから携帯トイレを備えておきましょう。

## ポイント3：携帯トイレの取り付け方法を知っておこう！

トイレは発災直後から必要になります。ほとんどの場合、うんちをしてから水が出ないことに気づくようです。しかし、それでは時すでに遅し。

トイレは発災後に真っ先に対応すべきです。身の安全が確認できたら、真っ先に便器に携帯トイレを取り付けましょう。

### 携帯トイレの取り付け方法（Ｐ２３６参照）

①便器の蓋と便座を上げて、便器そのものがすっぽりかぶるくらいのポリ袋（45Ｌリットル程度）を被せます。こうすると、携帯トイレに便器に溜まった水がついてしまうのを避けることができます。便器に溜まっている水は下水道から悪臭や虫があがってこないようにするために必要な水です。

②便座だけを下ろして、その上から携帯トイレを取り付けます。こうすると便座を汚すことがありません。袋がゴワゴワするのが気になる方は便座の下に携帯トイレを取り付けるのもよいでしょう。

③うんちやおしっこをしたあとは、携帯トイレだけを取り外して、ごみ回収が来るまで保管してください。

基本的に可燃ごみ扱いになると思いますが、念のため市区町村に確認しましょう。保管の際は、密封できる容器や消臭剤などがあると便利です。

うんちとおしっこは、ほぼ水分なのでかなり重くなります。一度にたくさんの量を運ぼうとすると袋が破れるので注意してください。

**ポイント4：携帯トイレの備えは、1日5回・7日間！**

トイレに行く回数は、人によって異なります。まずは自分の回数を知っておくことが大切です。

国の資料によれば、災害時にトイレに行く回数の目安は1日平均5回、携帯トイレの備蓄日数は最低3日分となっています。しかし、東日本大震災のとき浦安市では約1カ月、水洗トイレが使えない地域もありました。隣人にトイレを分けてもらうなんてことは言いづらいので、少なくとも7日分は備えたいですね。以下の算定式を参考にして、家族で必要

# 携帯トイレの使い方

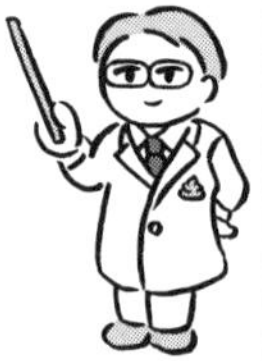

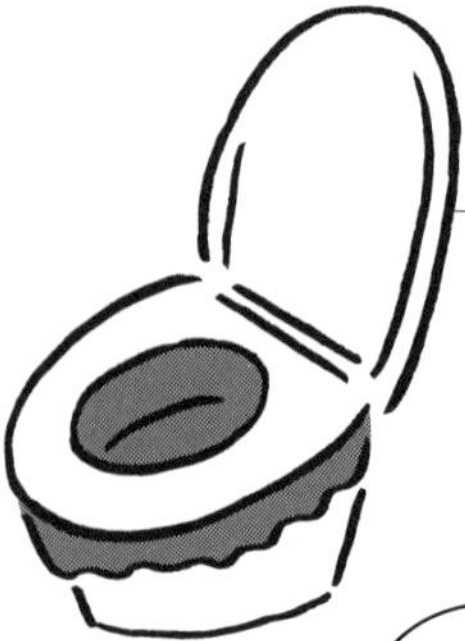

STEP.1

便座の下に挟むようにして、
便器にポリ袋を被せます。

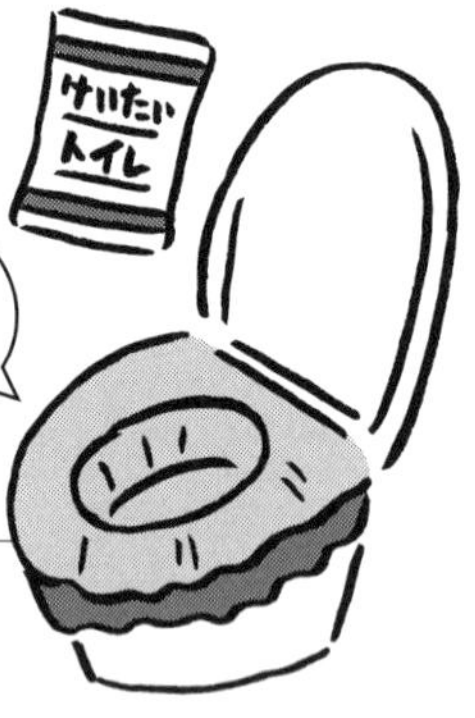


便器の下に
取り付けても
OK!

STEP.2

便座を下ろして、
携帯トイレを取り付けます。

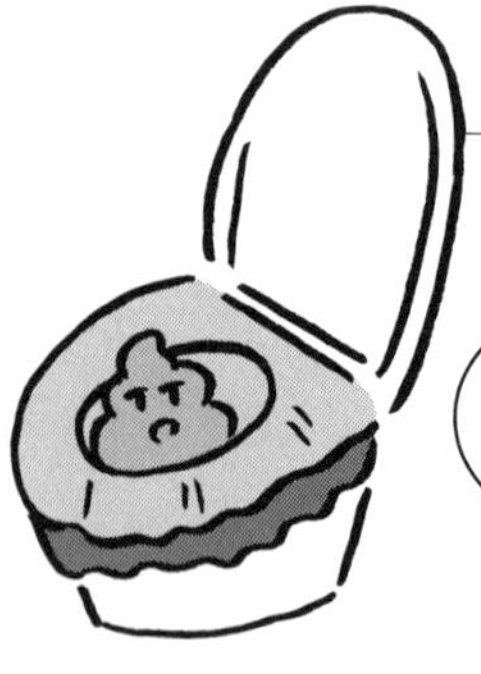

STEP.3

うんちやおしっこをしたあとは、取り外して
ごみ回収が来るまで保管します。

携帯トイレの
口はしっかり
結んで!

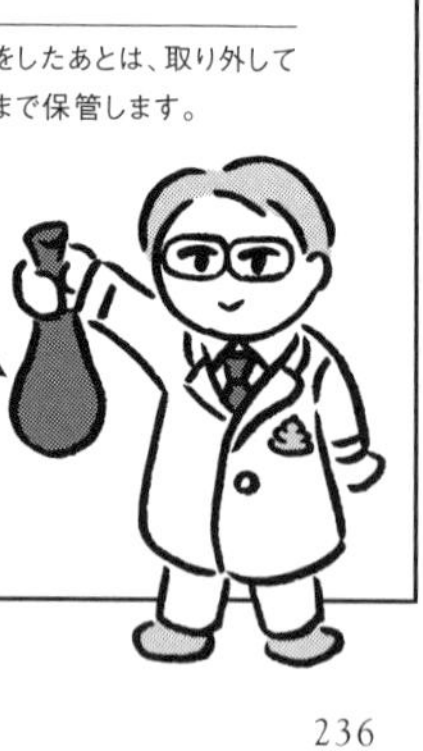

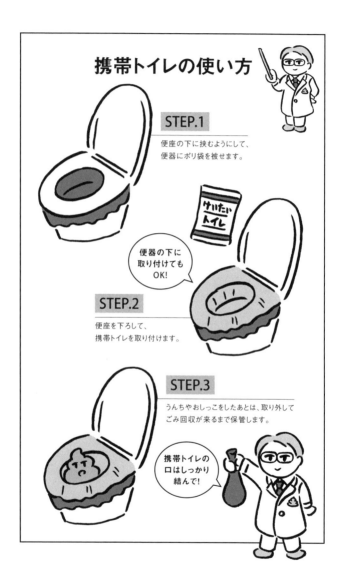

数を計算してみてください。

**携帯トイレの必要数＝（家族の人数）×（トイレに行く回数）×（備蓄日数）**

**ポイント5：照明や衛生グッズも備えよう！**

トイレには、照明やトイレットペーパーも必要になります。

懐中電灯は照らしたい部分を明るくするものなので、トイレにはふさわしくありません。ランタンなど空間全体を明るくするものをお勧めします。また、普段なら、両手に何も持たずに用を足しますよね。災害時も同様に用を足せるように、照明はフックにかけたり、置けるタイプやヘッドランプなどを使用したりして、手で持つようなものは避けたほうがよいです。

また、トイレのあとの手指衛生も重要です。水がない場合は、ウェットティッシュで拭いたあとアルコールで消毒することが望ましいです。ウェットティッシュなどがない場合は、ペーパータオルで拭くだけでも効果はあります。

## ポイント6：地域のトイレ対策を調べよう！

長期間を携帯トイレでまかなうことは衛生面やごみの問題からお勧めできません。地域や避難所に設置される仮設トイレやマンホールトイレを併用することをお勧めします。夜間や悪天候以外であれば、屋外のトイレを利用できると思います。どこにどのようなトイレが設置されるのか、市区町村に確認しておくと安心です。

## ポイント7：給水再開時は注意しよう！

断水時、給水管に空気が混入する場合があります。すると給水再開時にその空気が圧縮されて蛇口等から吹き出します。

シングルレバー等の混合栓やトイレなどを先に使うと、圧縮空気のせいで故障することがあります。蛇口をひねって水を出すような単水栓から使い始めれば空気抜きができるので安全です。

## ポイント8：排水管をチェックしよう！

まずは排水管の状態を外観でチェックすることが必要です。例えば、マンホールが飛び出ていたり、排水管がある場所が地盤沈下や液状化していたり、汚水ますと呼ばれる排水管の点検箇所の内部に土砂が詰まっていたら、使うことはできません。建物の管理者等に聞けばわかると思いますので事前に確認ポイントを把握しておきましょう。断水中でも排水管に問題がなければ水を流すことができます。

この場合には、バケツの水を便器の中に一気に直接流します。その際、トイレットペーパーは詰まりやすいので、便器に捨てずに別に処分してください。

ただし、水洗トイレに流す水を人力で確保するのはかなり大変ですので、それは知っておいてください。

## おわらない

「うんちはすごい！」に最後までお付き合いいただき、ありがとうございました。

ほぼ毎日、私はトイレや排泄のことを考えています。うそじゃありません。

災害時の被災者の健康を守るためにトイレはどうあるべきか、子どもたちが元気よく学校生活を送るためにトイレはどうあるべきか、すべての人が安心して外出できるために街なかのトイレはどうあるべきか、などなど、考えることは尽きません。

だから、この本のタイトルと一緒に執筆依頼を受けたとき、書くことなんて山ほどあるから大丈夫と高をくくっていました。

でも、書き始めてすぐに、実は私はうんちのすごさをちゃんとわかっていないということに気づきました。さらに、私の関心事が一般の方の関心とズレていることもわかりました。

私はトイレやうんちというフィルターを通して社会が抱える問題を見つけ出すことに、ずっと取り組んできました。そのため、すごさにはほとんど目を向けてこなかったのです。簡単に言うと、私が思うすごさとは「こんな問題があるから、大変！」という内容ばかりでした。まあ、社会改善のためには必要なことなのですが……。

そこで、編集者と一緒に私が持っている情報や人のつながりを眺めながら、うんちのすごさを探し始めました。

視点を変えると、不思議なことに今まで気づかなかったすごさがたくさん見えてきました。そして、様々なプロフェッショナルな方々に取材することで1歩も2歩も踏みこんだ内容を記すことができました。協力してくださった方々には心より感謝申し上げます。

世の中で注目されているＡＩ（人工知能）や宇宙開発、先端医療などは、もちろん素晴らしい技術や研究ですが、本書で取り上げた内容の多くは、私たちの身近にあって、生活そのものを支えてくれているものばかりです。これがなければ、食事や医療、子育てや仕事が成り立ちません。言い換えれば、暮らしも社会も成り立たないということでもあります。

だからこそ、今後もトイレやうんちのすごさに光をあてながら、この分野に取り組んでいる方々とつながりをつくっていきたいと強く思っています。

うんちのすごさ（トイレのことも含めてますよ……）を探すことは、これからも続けていきます。そんな思いを込めて最後の見出しを普通は「おわりに」とするのですが、「おわらない」とさせていただきました。

もっとすごいことがあるし、こんなもんじゃないぞ、終わってたまるか、やり続けるぞ、という意思表示です。

もともと、この本を制作する目的は、うんちのすごさを一人でも多くの方に届け、読んでいただいた方が、このすごさを誰かに伝えることで、日本のトイレと排泄文化をアップデートさせることでした。

ちょっとここで、聞いていただきたいエピソードがあります。

2016年10月の肌寒い雨の日、私は駅前の公衆トイレを調査していました。

すると男性トイレの中に1時間以上たっても閉まったままの個室がありました。

最初は気にならなかったのですが、あまりにも長いな……と思い、その個室に近づきました。

物音もしないので、とりあえずというか、なんとなく扉に手をあて、そうっと押してみると、スーッと扉が開いたのです。

私は怖くて中を見ないようにしていました。

すると、一緒にいた男性スタッフが「おじいさんが倒れてる！」と叫んだのです。

あわてて個室の中を覗き込むと、そこには70代のおじいさんがひっくり返っていました。

私たちは力をあわせておじいさんをトイレから救出しました。

おじいさんが言うには、病気を患っているようでオムツを替えるために公衆トイレにやってきたとのこと。周辺には商業施設もあるのになぜ？　と聞くと、オムツ替えに時間がかかるので、そういった施設のトイレを使うのは気が引けるようでした。

それで公衆トイレの狭い和式便器のところで替えようとしたところひっくり返ってしまい、自分では起き上がれずに5時間くらいずっと倒れていたのです。

衣服は濡れた床の水分を吸っていてグッショリでした。

もし、私たちが立ち寄らなければ翌朝の定期清掃まで、そのままだったと思います。寒い雨の中、濡れたままの状態では、命を落としていたかもしれません。


このエピソードを通じてお伝えしたいのは、ときに排泄は命に関わることであり、トイレとは尊厳であるということです。

障がい者、高齢者、女性、子どもなど、弱い立場の方に負担がかかりがちな社会の中で、すべての人がトイレに困らないようにするには、一人ひとりがトイレや排泄に意識を向けること、日ごろから話題にすることが必要です。トイレは最も汚れやすい場所で、排泄行為は弱さの象徴でもあります。トイレや排泄を無視してはいけません。

みんなで思いやることが大切です。見えないことだからこそ、意志を持って共有することが必要だと思うのです。

トイレや排泄が守られていない社会なんて最低だと思いませんか。生活の質は当然下がりますし、多様性社会なんて実現できるわけがありません。

最後に本書を読んでくださったあなたに、お願いがあります。

ぜひ、家族、同僚、友人などと、本書の内容でもなんでも結構ですので、トイレや排泄を話題にしてみてください。できれば最高の笑顔で魅力的に（笑）。

きっと、今までとは違った話の展開になると思いますよ。

もしよろしければ、その時の状況をＳＮＳで「#うんちはすごい」を付けてぜひ教えてください！

みなさんのそんな一つひとつのきっかけづくりが、トイレ環境の改善につながると信じています。

２０１８年11月　　加藤篤

イースト新書Q

Q051

うんちはすごい

加藤《かとう》 篤《あつし》

2018年11月20日　初版第1刷発行

図版作成　大島愛子
編集　大田洋輔　高部哲男
発行人　北畠夏影
発行所　株式会社イースト・プレス
東京都千代田区神田神保町2-4-7
久月神田ビル　〒101-0051
tel.03-5213-4700　fax.03-5213-4701
http://www.eastpress.co.jp/
ブックデザイン　福田和雄（FUKUDA DESIGN）
印刷所　中央精版印刷株式会社


ISBN978-4-7816-8051-4

# イースト新書Q

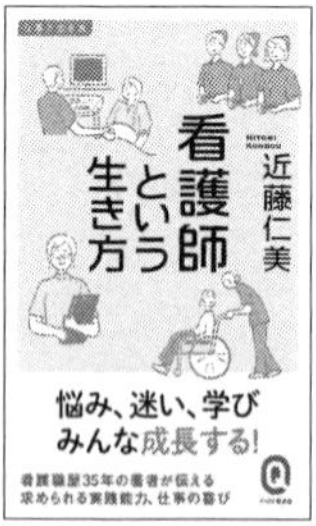


## 看護師という生き方　近藤仁美

病院だけでなく地域医療や在宅で、今後の期待や注目が集まる看護師。看護師、助産師、保健師、そして教員として看護職歴トータル35年現場に携わった著者だから語れる、変わらない看護師の資質、仕事の醍醐味、これからの看護師に必要な能力とは。多忙な毎日のなかでの結婚・出産や給料事情、転職・離職のほか、困った相手への対処やスキルアップ、スペシャリストとしての「専門看護師」「認定看護師」の道まで、「看護」愛あふれる筆致で紹介します。

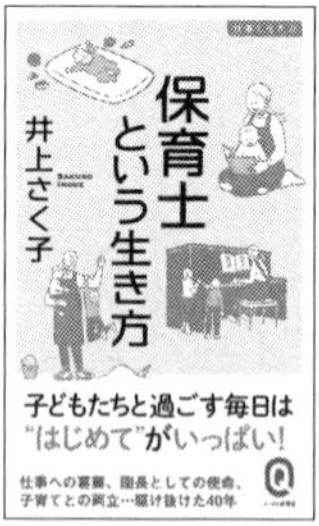


## 保育士という生き方　井上さく子

日本に必須の社会インフラとなった「保育」だが、待機児童問題、保育士不足、園建設反対など、現場は今、揺れに揺れている。そんななかで、肝心な「子ども」の存在が置き去りにはされていないだろうか。目の前の子どもは、たった一度しかない「人生の土台」となる大切な時間を生きている。40年にわたって、保育士として、園長として、子どもの代弁者・伴走者であり続けた著者が、仕事への情熱と葛藤、そしてすべての子どもたちへの想いを綴る。

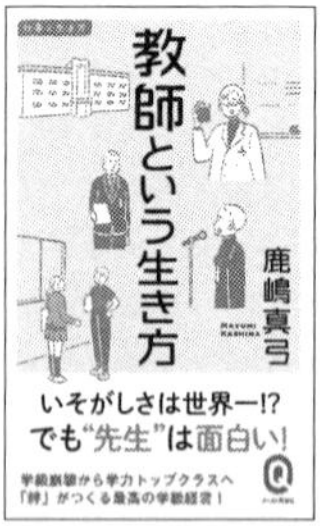


## 教師という生き方　鹿嶋真弓

誰もが人生のなかで一度は出会う「学校の先生」。日本の中学校教師は世界一忙しいともいわれる。生徒との関わり方、授業の工夫、同僚とのつき合い、保護者対応、校内トラブルなど。教育現場が複雑・多様化するなかで、変わらない教師の資質、醍醐味とは何か。30年間、公立中学校の教員として勤務し、いじめや学級崩壊を起こさせない取り組みのひとつである「構成的グループ・エンカウンター」実践者として注目される著者が仕事への想いを語り尽くす。